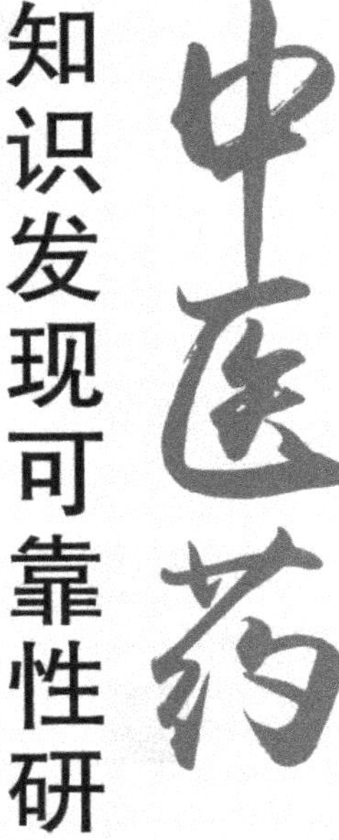

知识发现可靠性研究

封毅　著

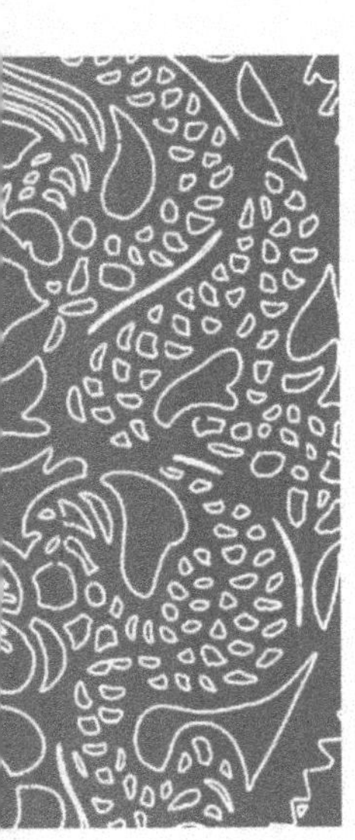

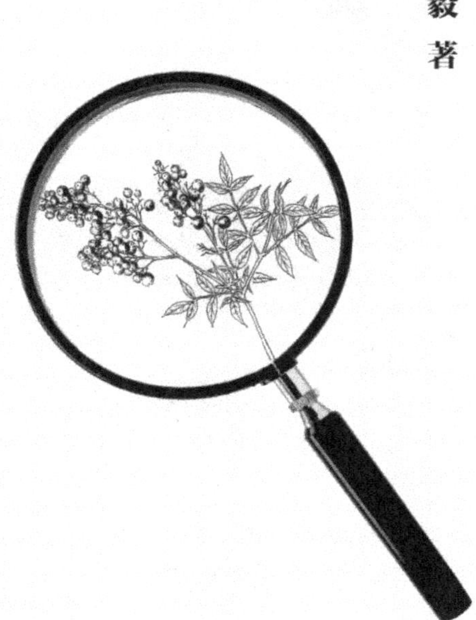

浙江工商大學出版社

图书在版编目(CIP)数据

中医药知识发现可靠性研究 / 封毅著. —杭州：浙江工商大学出版社，2016.12

ISBN 978-7-5178-1988-2

Ⅰ. ①中… Ⅱ. ①封… Ⅲ. ①中国医药学—研究 Ⅳ. ①R2

中国版本图书馆 CIP 数据核字(2016)第 304974 号

中医药知识发现可靠性研究

封　毅著

责任编辑　谭娟娟　汪　浩

封面设计　林朦朦

责任校对　尤建忠

责任印制　包建辉

出版发行　浙江工商大学出版社

(杭州市教工路 198 号　邮政编码 310012)

(E-mail:zjgsupress@163.com)

(网址:http://www.zjgsupress.com)

电话:0571-88904980,88831806(传真)

排　　版　杭州朝曦图文设计有限公司

印　　刷　虎彩印艺股份有限公司

开　　本　710mm×1000mm　1/16

印　　张　10

字　　数　154 千

版 印 次　2016 年 12 月第 1 版　2016 年 12 月第 1 次印刷

书　　号　ISBN 978-7-5178-1988-2

定　　价　30.00 元

浙江工商大学出版社营销部邮购电话　0571-88904970

前　言

随着大数据时代的来临，知识发现可靠性已成为知识发现与数据挖掘领域中一个重要但容易忽视的主题。伴随着数据挖掘技术的广泛应用，有一个问题逐渐引起人们的关注，即在什么条件下知识发现是可靠的，或者说在什么条件下所发现的知识是可靠的。近年来，在知识发现可靠性方面的研究，大多关注于某一具体数据挖掘模型下的可靠性问题。而对于不同模型间存在的可靠性共同主题，比如数据质量、评估方法等，迄今为止仍没有一项系统性研究。针对知识发现可靠性的共同主题，进行分阶段、系统化的总结和梳理，已成为知识发现可靠性研究的一大迫切需要。

在知识发现技术所应用的各个领域，有一个领域特别需要知识发现可靠性的研究，即中医药领域。作为中华民族重要文化财富和学术成就的中医药，近年来面临着生存和发展的挑战。如何把这一挑战化为中医药发展的契机，利用知识发现技术促进中医药的发展，已成为中医药研究人员的一项重要课题。这些年来的中医药信息化工作已为知识发现创造了有利条件。然而，由于中医药数据自然语言性强，数据表达含义丰富，表达方式多样化，而且在数据质量上还面临较大问题，在具备这些特征的数据上所进行的知识发现，相比其他领域来讲，就更加需要关注和研究知识发现可靠性问题。

本书即是针对中医药知识发现可靠性的学术研究专著。全书共分八章，前两章为绪论部分，主要介绍知识发现可靠性、中医药知识发现的研究背景与现状。中间四章为主体部分，从知识发现整个生命周期的各个阶段对可靠性因素进行探讨，提出了知识发现可靠性框架 PBRF-KD，并针对中医药知识发现中比较突出的可靠性问题，重点探讨中医药知识发现中的结构性因素、表达性因素和信任性因素三大问题及优化方法。最后两章为应用和总结部分，介绍了中医药知识发现原型系统及其对知识发现可靠性的关注和体现，在此基础上总结全书并展望未来工作。本书的研究工作与贡献主要包括如下几个方面：

(1)提出了基于过程的知识发现可靠性框架。

针对现有知识发现可靠性研究模型相关的特点，提出了一个与模型/应用无关的知识发现可靠性框架 PBRF-KD，该框架采用基于过程的思路对知识发现整个流程中的各个阶段和可靠性因素进行了梳理，归纳出了7种可靠性相关因素。该框架为知识发现项目设立了整套与可靠性相关的蓝本。

(2)提出了结构相关的可靠性因素的优化方法。

分析了中医药知识发现中与结构相关的可靠性因素，主要指数据完整性。针对文本型字段的完整性问题，提出了基于顺序半相关度量的中医药文本缺失字段填补方法。针对中医药文献类别标签缺失的问题，提出了基于 M-Similarity 的多标签文本分类方法。

(3)提出了表达相关的可靠性因素的优化方法。

分析了中医药知识发现中与表达相关的可靠性因素，包括表达粒度和表达一致性。针对表达粒度，提出了基于规则的表达粒度细分方法。针对表达一致性，提出了基于本体的表达一致化方法。该套方法有助于提高中医药与表达相关的可靠性。

(4)提出了信任相关的可靠性因素的优化方法。

分析了中医药知识发现中与信任相关的可靠性因素，主要指数据可信度。针对中医药特有的数据可信度问题，提出了基于历史文献认可度的数据可信度衡量方法，和基于互联网知名度的数据可信度衡量方法。此外，基于这两种可信度衡量方法，提出了基于数据可信度的加权频繁模式挖掘算法，并在消渴方和脾胃方数据集上获得了有意义的结果。该套方法有助于提高中医药与信任相关的可靠性。

本书适于从事数据挖掘与大数据、中医药信息学的科技工作者阅读使用，也可作为高等院校大数据、数据科学、中医药信息学、管理科学与工程等信息类、医药类、管理类相关专业研究生和本科生的教学参考书。本书在写作过程中，得到了浙江大学、中国中医科学院、浙江工商大学等单位专家和学者的大力支持和帮助，也得到了中国中医科学院的数据支持，在此表示衷心感谢。本书同时得到了浙江省“十二五”省级实验教学示范中心重点建设项目“现代商贸信息技术与工程实验教学中心”的支持，在此表示感谢。同时感谢业内专家对本书内容的指导、推荐和帮助。由于作者水平有限，书中难免有疏漏和不妥之处，恳请读者批评指正。

封　毅

于浙江工商大学

目录
CONTENTS

图目录

表目录

第1章 绪 论

1.1 知识发现研究背景

自20世纪80年代末以来，在“数据丰富、信息贫乏”的海量数据困境驱动下，在数据库、机器学习、统计学等的交叉影响下，知识发现和数据挖掘技术开始兴起，并获得了持续和高速的发展。目前，知识发现和数据挖掘已经成为子领域众多、内涵非常丰富的学科领域。[1]

KDD(Knowledge Discovery in Database，数据库中知识发现，可简称为知识发现)一词，最早于1989年8月在美国底特律市召开的第一届KDD国际学术研讨会上正式形成(当时还是IJCAI 1989的一个workshop)，用于强调数据所驱动的发现其终端产品是“知识”[1]。1992年，Frawley et al.[2]把KDD定义为：“从数据中抽取出隐含的、以前未知的和可能有用的信息的非平凡过程。”1996年，Usama Fayyad, Gregory Piatetsky－Shapiro和Fayyad et al.[3]对KDD下了精确的定义：“从数据中获取有效、新颖、有潜在应用价值和最终可理解的模式的非平凡过程。”这是关于KDD的经典定义，被研究者和产业界广为接受。

数据挖掘(Data Mining，DM)的概念则是在1995年美国计算机年会(ACM)上提出的。Fayyad et al.[3]认为，数据挖掘是知识发现过程当中的一步，即通过使用各种数据分析和发现算法，在可以接受的时间内产生模式。但许多人在使用过程中把数据挖掘和知识发现看作同义词，不加以严格区分。所以，在大多数场合下，人们认为广义的数据挖掘等同于知识发现，即从存放在数据库、数据仓库或其他信息库中的大量数据中挖掘出有趣知识的过程。[4]

从数据挖掘技术类型来看，常见的主题包括频繁模式和关联分析、分类和预测、聚类分析等等。[4]而从数据挖掘的数据类型来看，早期以普通的关系数据库为主，近年已扩展到了基于 Data Stream、Graph、文本、多媒体、Web 数据等复杂类型数据的挖掘。[4]

近 30 年来，在学界和工业界，有大量研究着力于研发高效的数据挖掘算法，以提高其准确性、执行性能、可扩展性等。相对来说，知识发现的其他方面，所受到的关注就少得多。实际上，除数据挖掘算法本身外，知识发现领域中还有不少值得关注的主题。其中，一个重要但容易被忽视的主题，就是知识发现的可靠性(reliability)。

随着知识发现和数据挖掘技术的广泛应用，人们发现，在有些情况下，知识发现过程的鲁棒性无法完全满足，或者所发现的知识并不可靠。这就给知识发现界提出了一个重要的问题，即在什么条件下知识发现是可靠的，或者说在什么条件下所发现的知识是可靠的。毋庸置疑，这一问题对于知识发现应用成功与否影响重大。因此，为推进知识发现在各领域的成功应用，充分发挥计算机技术在数据分析和数据挖掘任务中的优势，实现真正有意义、有价值的知识发现，很有必要对这一主题加以仔细研究。

近几年来，已有部分研究开始对知识发现可靠性(KDR，Knowladge Discovery Reliability)这一主题进行探讨。其中，Dai[5]对 Graph Discovery 的可靠性进行了研究，探索了样本空间大小、图复杂性、链接数目等因素对可靠性的影响。Smirnov et al.[6]提出 Reliable Classification 的概念，并提出基于 version space 的相关算法。Berka[7]在分类模型中引入一个 verification 步骤以考虑分类结果的可靠性。Wang et al.[8]对复合项关联规则的可靠性进行了分析，提出了相关度量和方法。从 2006 年起，数据挖掘主流国际会议 IEEE ICDM 已举办三届专门讨论知识发现可靠性问题的 workshop(RIKD)。

已有的研究在很大程度上推进了对知识发现可靠性这一主题的理解和分析。不过，归纳起来看，已有的这些研究大多关注于某一具体数据挖掘模型下的可靠性问题(比如 Dai[5]中的图挖掘模型，Smirnov et al.[6]、Berka[7]中的分类模型)。而在不同模型之间，实际上还存在着不少共同的知识发现可靠性主题，比如数据质量、评估方法等等。到目前为止，还没有一项研究从知识发现整个生命周期的各个阶段对可靠性问题进行探讨,而可靠性问题在实际应用中又贯穿于知识发现项目的始终。因此,针对知识发现可靠性的共同主题,进行分阶段、系统化的总结和梳理,已成为知识发现可靠性研究的一大迫切需要。

1.2 中医药知识发现研究背景

本书研究的应用背景是中医药领域的知识发现。近年来,中医药的发展呼唤知识发现技术,而中医药本身的领域特点又决定了进行中医药知识发现迫切需要对知识发现可靠性加以探索。

1.2.1 中医药的跨越式发展需要信息技术

中医药学是中华民族五千年优秀文化和科学历史发展的积累,为人民的健康和生存质量的提高做出了极大贡献。然而,作为中华民族重要文化财富和学术成就的中医药学,近年来面临着生存和发展的挑战。如何把这一挑战转化为中医药发展的契机,实现中医药的跨越式发展,是中医药界需要解决的一个关键问题。在这中间,知识发现技术可以发挥重要的作用。

从中医角度来讲,中医整体的、系统的理念与西医以还原论为主的思维方式有着本质的区别。近年来,随着生命科学的发展,人类逐渐认识到还原论的局限性,系统思维得到的重视程序与日俱增。系统生物学的兴起和发展[9],即是一个明证。“人类基因组计划”的出现,更催生了生命科学的第三次“浪潮”——大科学研究。[10]以生命科学为核心的交叉大学科研究将成为21世纪科学研究的主体内容之一[11],而计算机和信息技术是大科学研究不可或缺的组成部分。在这一浪潮中,以整体思维为方法论的中国传统医学,应抓住这个机遇,完善和发展自己的理论,加强与计算机和信息技术的交叉,推动大生命科学的发展。知识发现作为信息技术,必能在这一浪潮中发挥其独特的作用。对于中医理论的确证、完善和发展,对于中医人才培养的快速化,知识发现技术都具有重要意义。

从中药角度来讲,近年来,我国的中药发展面临着巨大的市场压力。目前我国的中成药产品缺乏国际市场竞争力,使我国中药产品在国际中成药市场的占有份额仅为3%～4%。与此对应的是,大量原材料出口到日本、韩国等国家,被制成中成药产品。这中间的关键问题是我国对于中药方剂有效成分的分析和提取，缺乏有效、快速的方法。此外，由于人类生活条件、生存环境的改变，使人类身心疾病增加，疾病谱发生了很大的改变，免疫功能障碍性疾病、环境污染性疾病、肿瘤、有源性疾病、外伤及营养过剩或营养不良性疾病、老年性疾病明显增加，疾病从单纯治疗型向预防、保健、治疗和康复相结合的模式转变，现有的化学药品已不能完全适应社会的需要[12]，人类健康呼唤天然药物的大规模开发和应用。面对回归自然的发展趋势与现代市场化的要求，加快我国中药的发展已成为一个迫切的任务。因此，利用知识发现技术，加深对方剂配伍规律和药性理论的理解[13]，加快从中医药方剂当中提取有效成分的过程[14]，对于中医药产品的研究、开发、生产，对于推动中药理论和教学的发展，具有不可替代的作用。

1.2.2 中医药积累的海量数据需要知识发现

几千年来，中医药领域的无数临床实践与理论研究积累了海量的科学知识，这些知识包含在中医药古籍、文献及当前的临床研究文献中。据统计，目前国内收藏的辛亥革命以前的中医药学古籍文献 13 000 多种，其中在社会上流通较广的古籍近 1 000 种。与此同时，现当代出版的诸多中医药图书和期刊中也包含着有价值的大量信息。仅中国中医科学院（原中国中医研究院）图书馆就收录了 1911 年以后出版的中医药图书 12 000多种，中医期刊 230 多种。根据中国中医药期刊文献数据库的数据显示，仅 1987—2003 年发表的中医药文献就高达 530 700 篇。面对如此海量的中医药数据，如何有效地利用这些宝贵资源就成了发展中医药必须面对的一个问题。知识发现所擅长的正是从海量的数据当中寻找有意义的模式、知识，完成普通人不能够完成的任务，其是分析中医药海量数据所需要的技术。

1.2.3 中医药信息化成果为知识发现创造了条件

应用知识发现技术的前提和基础是海量数据得以数字化。浙江大学计算机学院 CCNT 实验室和中国中医科学院于 1998 年就开始合作搭建中医药科技数据库群，并成功建立了集成全国 17 个分中心的分布式多库融合平台。[15]从 2002 年开始，双方逐步将原有多库融合平台转变为语义网格平台 DartGrid，提供动态的语义注册、语义查询等功能。通过全国 30 余家中医药学院、大学和科研院所近 300 名科技工作者的数据录入工作，该平台目前已集成了50余个数据库、100余G数据，其中包括中国中医药期刊文献数据库（收录中医药文献约80万篇）、中国中药数据库（收录中药8 000余种）、疾病诊疗数据（收录各科疾病约3 700种）、中国方剂数据库（收录古今中药方剂约85 000首）、方剂现代应用数据库（9 600余种方剂的应用信息）和中国中药化学成分数据库（收录中药化学成分3 000余种）等数据库。

同时，为建立中医药一体化语言系统并解决系统集成中出现的语义问题，浙江大学与中国中医科学院合作，开始基于Semantic Web技术搭建大规模的中医药领域本体——中医药学语言系统（Unified Traditional Chinese Medical Language System，简称UTCMLS[16]）。该本体包含了中医药领域的基本概念，并定义了概念之间的关系。目前，中医药本体已经拥有包括中草药、中医化学、中医疾病等8 000多个概念和50 000多个实例，基本上涵盖了中医药领域的大部分知识。

以上这些中医药信息化工作，实现了海量中医药数据的整理、存储和共享，为利用知识发现技术，从这些海量数据中发现有用的知识，实现数据的有效利用，创造了有利条件。

1.2.4　中医药特点迫切需要知识发现可靠性研究

虽然中医药知识发现在各个方面已经取得了一定的进展，但由于下列一些原因，目前的中医药知识发现还存在一些问题，迫切需要中医药知识发现可靠性方面的研究。

第一，中医药领域的语言特点，要求知识发现必须关注可靠性问题。中医药学是极具领域特色的一门传统医学学科，在理论基础和临床实践中都有其独特性，中医学的理论具有高度的哲学性、文化性和语言性特点，临床实践具有个体性、主观性和交互性特点。中医药学数据的一个显著特点是自然语言性，其数据表达往往含义丰富，方式多样化、个性化。中医药数据的这些语言特性，使得在其上进行的分析和挖掘，需要更多的关注可靠性问题。

第二，当前中医药数据的质量情况，使得知识发现尤其需要考虑可靠性问题。从目前的情况来看，当前的中医药数据基础，虽然在量上已经有了一定的积累，但在数据质量上还面临着较大的问题。由于中医药领域的文化传统、历史变迁和语言特点，数据质量问题已成为中医药研究中不得不经常面对的问题。在质量有所欠缺的数据上进行知识发现，尤其需要进行知识发现可靠性方面的研究。

第三，中医药去芜存精的发展趋势，对知识发现可靠性提出了要求。作为一门具有几千年历史的传统医学，中医药与其他学科不同的一点，在于其内容精华与糟粕并存。利用知识发现技术研究中医药，其一大目的就是发现一些有价值的规律和模式，并有助于专家去除一些不科学的内容。这样去芜存精的过程，就需要知识发现本身是比较可靠的。

总之，对于中医药知识发现来讲，中医药的上述领域特点，促使我们必须对中医药知识发现可靠性这一主题加以充分关注和仔细研究。

1.3 研究内容与主要贡献

本书围绕中医药知识发现可靠性这一主题展开研究，从知识发现整个生命周期的各个阶段对可靠性因素进行了总结和梳理，并据此建立了知识发现可靠性框架。本书针对中医药知识发现中比较突出的可靠性问题，重点探讨中医药知识发现中的结构性因素、表达性因素和信任性因素三大问题，其主要研究内容及其贡献如下。

1.3.1 提出了基于过程的知识发现可靠性框架

针对现有知识发现可靠性研究模型相关的特点，本书提出了一个与模型/应用无关的知识发现可靠性框架 PBRF-KD，该框架采用基于过程的思路对知识发现整个流程中的各个阶段和可靠性因素进行了梳理。该框架为知识发现项目设立了整套与可靠性相关的蓝本。

1.3.2 提出了与结构相关的可靠性因素的优化方法

本书分析了中医药知识发现中与结构相关的可靠性因素，主要指数据完整性。针对文本型字段的完整性问题，本书提出了基于顺序半相关度量的中医药文本缺失字段填补方法。并且针对中医药文献类别标签缺失的问题，提出了基于 M-Similarity 的多标签文本分类方法。

1.3.3 提出了与表达相关的可靠性因素的优化方法

本书分析了中医药知识发现中与表达相关的可靠性因素，包括表达粒度和表达一致性。针对表达粒度，本书提出了基于规则的表达粒度细分方法。针对表达一致性，本书提出了基于本体的表达一致化方法。该套方法有助于提高中医药与表达相关的可靠性。

1.3.4 提出了与信任相关的可靠性因素的优化方法

本书分析了中医药知识发现中与信任相关的可靠性因素，主要指数据可信度。针对中医药特有的数据可信度问题，本书提出了基于历史文献认可度的数据可信度衡量方法和基于互联网知名度的数据可信度衡量方法。此外，基于这两种可信度衡量方法，本书提出了基于数据可信度的加权频繁模式挖掘算法。该套方法有助于提高中医药与信任相关的可靠性。

1.4 组织结构

本书共分 8 章，其结构如下。

第 1 章　绪论，介绍知识发现可靠性的研究背景，中医药知识发现的研究背景，本书的主要研究内容和贡献。

第 2 章　中医药知识发现研究现状，分析中医药知识发现的数据基础，并从中医方剂知识发现、中药知识发现和中医证候知识发现三个方面，论述中医药知识发现的研究现状。

第 3 章　知识发现可靠性框架 PBRF-KD，提出知识发现可靠性的过程视角；提出一般知识发现过程中的可靠性框架，并扩展到基于 CRISP-DM 的可靠性框架 PBRF-KD；归纳并分析 PBRF-KD 框架中的 7 种可靠性相关因素。

第 4 章　结构性因素的分析与优化，分析中医药知识发现中与结构相关的可靠性因素，主要指数据完整性。针对文本型字段的完整性问题，提出基于顺序半相关度量的中医药文本缺失字段填补方法。针对中医药文献类别标签缺失的问题，提出基于 M-Similarity 的多标签文本分类方法。

第 5 章　表达性因素的分析与优化，分析中医药知识发现中与表达相关的可靠性因素，包括表达粒度和表达一致性。针对表达粒度，提出基于规则的表达粒度细分方法。针对表达一致性，提出基于本体的表达一致化方法。

第 6 章　信任性因素的分析与优化，分析中医药知识发现中与信任相关的可靠性因素，主要指数据可信度。针对中医药特有的数据可信度问题，提出基于历史文献认可度的数据可信度衡量方法和基于互联网知名度的数据可信度衡量方法。此外，基于这两种可信度衡量方法，提出基于数据可信度的加权频繁模式挖掘算法。

第 7 章　中医药知识发现系统 DartSpora，在回顾知识发现系统发展历史的基础上，介绍中医药知识发现原型系统 DartSpora，说明 DartSpora 的系统架构、虚拟组织模型、系统功能，并论述 DartSpora 中对于中医药知识发现可靠性的关注和体现。

第 8 章　总结与展望，总结全书并提出将来进一步的工作。

第 2 章
中医药知识发现研究现状

本章首先分析中医药知识发现的数据基础，并从中医方剂知识发现、中药知识发现和中医证候知识发现三个方面，论述中医药知识发现的研究现状，最后概括中医药知识发现的发展趋势，指出中医药知识发现迫切需要知识发现可靠性研究。本章介绍的这些工作成果构成本书进一步研究的基础。

2.1　中医药知识发现数据基础

由于知识发现是从海量数据中挖掘有意义模式的技术。因此，要进行中医药知识发现，其前提是具有一定的中医药数据基础。历年来，中医药领域进行了多个国家科技项目研究基本数据库资源的建设问题。"九五"攀登预选项目"中药现代化关键问题的基础研究"中开展了"中药复方人工智能信息系统的研究"；国家 973 项目"方剂关键科学问题的基础研究"中也开展了有关方剂基础科学数据的信息处理研究。此外，全国各所中医药大学和科研机构也从不同的主题出发陆续建立了一些中医药数据库，如北京中医药大学建设了中医药古方剂数据库，福建中医药大学建设了台湾地区中医药文献数据库和台湾地区药用植物资源数据库等。

当前规模和影响较大的中医药数据资源包括 CTCMPD(China TCM Patent Database，中国中医药专利数据库)[17]，TradiMed 数据库[18]，中医药化学数据库（TCM Chemical Database）[19] 及 TCM-Online Database System[20]。

CTCMPD 是国家知识产权局"十五"信息技术重点应用性研究项目，

由知识产权出版社专利数据研发中心(PDC)和化学审查一部中药室合作完成，收录了1985年至今公开的全部中国中药专利。目前，该数据库收录的专利文献记录量已达19 000余件，收录中药方剂近4万首。

TradiMed数据库是由韩国首尔国立大学Natural Product Research Institute建立的中医药数据库。基于中国和韩国的医学古籍，TradiMed对现代医学知识与传统医学进行了整合。到目前为止，TradiMed数据库收录的信息包括3 199种中药、11 810首方剂、20 012种中药的化学成分，以及4 080种疾病。

中医药化学数据库由中国科学院过程工程研究所生化工程国家重点实验室研发。该数据库目前收录了从将近4 000种中药中分离出来的9 000种化学成分的详细信息，同时对于其中的很多化合物提供了详尽的生物活性数据。

TCM-Online Database System是迄今为止世界上规模最大的中医药数据库群。TCM-Online Database System的原型始于20世纪90年代末。从1999年起，国家科技部连续多年通过基础条件平台项目支持中医药科学数据库的共建、共享和应用工作。在此背景下，中国中医科学院和浙江大学计算机学院CCNT实验室开始合作搭建中医药科技数据库群，并成功建立了集成全国17个分中心的分布式多库融合平台。[15]从2002年开始，双方逐步将原有多库融合平台转变为语义网格平台DartGrid，提供动态的语义注册、语义查询等功能。通过全国30余所中医药学院、大学和科研院所近300名科技工作者的数据录入工作，该平台目前已集成了50余个数据库、100余G数据，其中包括中国中医药期刊文献数据库、中国中药数据库、疾病诊疗数据、中国方剂数据库、方剂现代应用数据库、中国中药化学成分数据库等数据库。目前，TCM-Online Database System可以通过网站[20]和CD-ROM两种方式进行访问。

本书知识发现研究的中医药数据基础即为中国中医科学院的TCM-Online Database System，其中主要用到的数据库为中国方剂数据库、中国中药数据库、中国中医药期刊文献数据库、中医药学语言系统。下面分别予以介绍。

2.1.1 中国方剂数据库

中国方剂数据库收录了来自710余种古籍及现代文献中的古今中药方剂84 464首，分别介绍了每一方剂的不同名称、处方来源、药物组成、功效、主治、用药禁忌、药理作用和制备方法等方面信息，著录项目包括方名、异名、组成、功效、炮制加工和治疗疾病等。中国方剂数据库是目前为止规模最大的中医药方剂数据库。

目前，中国方剂数据库提供中药方剂查询系统和子集方剂查询系统。其中，利用中药方剂查询系统，用户可通过方名、别名、处方来源、药物组成、功效、主治、用药禁忌、药理作用等途径来查询所需的方剂，并可进一步对组成方剂的药味数量加以限定。而在子集方剂查询系统中，用户可以要求系统根据方剂药物组成的不同排列组合，提供相关的方剂信息。

2.1.2 中国中药数据库

中国中药数据库是全面介绍中药信息的参考工具型数据库。该数据库收录中药约 8 173 种，综合参考《中华人民共和国药典》《中药大辞典》《中华药海》《中国药材学》《常用中药成分与药理手册》《中华本草》等权威工具书及专著，对每味中药进行了性味、归经、功效、主治、用法用量、产地、化学成分、药理作用、毒理学、药材基原、资源分布、栽培或养殖、采集加工、炮制方法和药材鉴别等多方面描述。

中国中药数据库著录项目包括药名、品名、汉语拼音、拉丁名、英文译名、销售地区、保护品种、中药材基原、动植物形态、动植物资源分布、动植物生态环境、药用动植物的栽培饲养、药材的采收与储藏、药用部位、生药材鉴定、中药化学成分、理化性质、中药化学鉴定、中药有效成分结构式的测定、炮制方法、中药剂型、中药制药工艺、药物作用与药理效应、药代动力学、毒理学、药物筛选、新药的临床评价、实验动物的品种、方剂组成、药物剂量、药物配伍、药性、归经、功效、性味分类、主治、用法用量、用药忌宜、不良反应及治疗、选方、临床运用、各家论述和考证，以及药物应用鉴别。

用户可通过中药的品名、汉语拼音名、英文译名、拉丁名、功效、主治、产地、药理作用、化学成分、药材基原、毒理学、用法用量和服用禁忌等途径进行检索。

2.1.3 中国中医药期刊文献数据库

中国中医药期刊文献数据库（TCMLARS）[21]涵盖了中国国内出版的生物医学及其他相关期刊千余种，包含中医药学、针灸、气功、按摩和保健等方面的内容，收录了 1984 年以来的中医药文献题录近 80 余万篇，其中 50%～70%附有文摘。该数据库采用美国国立医学图书馆的《医学主题词注释表》(MeSH)及中国中医研究院的《中国中医药学主题词表》进行规范的主题词标引,用以进行精确检索和扩展检索。该数据库每季度更新一次,每年约增加文献 6 万篇。多年来,该数据库已经广泛为国内外中医药院校、科研院所、医院、政府部门和商业部门所采用。该数据库还提供 15 个专题文献库(如中药文献数据库、中医老年病文献数据库、针灸文献数据库和肿瘤文献数据库等)。

中国中医药期刊文献数据库著录项目包括中文文题、英文文题、作者、第一作者单位、第一作者所在地、期刊名称、出版年、卷、期、页码、文献类型、特征词、医学史、资助类型、主题词、关键词、分类号、语种、中文文摘和英文文摘等。用户可通过文题、作者、单位、期刊(名称、年、卷、期)、特征词、主题词、关键词、主题姓名、文献类型及全文检索的方式进行检索,并可通过主题词及分类号进行扩展检索。

此外,中国中医药期刊文献数据库还提供英文版,这为国外学者进行中医药研究创造了有利条件。如美国加州大学伯克利分校公共卫生学院学者 McCulloch et al. 在权威主流医学期刊——《美国公共卫生杂志》2002 年 92 卷第 10 期发表了有关中草药与干扰素治疗乙型肝炎随机对照试验的 Meta 分析[22],通过循证医学研究方法,肯定了中药治疗乙型肝炎的积极作用。McCulloch 及其同事认为,中国中医药期刊文献数据库在其研究中起到了非常重要的作用。在查询中医临床研究信息方面,中国中医药期刊文献数据库比世界上其他主要医学文献数据库发挥了更为显著和重要的作用。他们还认为,应当将中国中医药期刊文献数据库(TCMLARS)作为循证医学研究的重要检索工具和信息资源。

2.1.4 中医药学语言系统

中医药学的概念表达、术语使用甚至语句内容都具有很强的领域性。鉴于中医古籍在中医药学中的特殊地位及古代语言的使用,相对于现代医学而言,中医药学在语言的使用上更趋复杂。中医药学中存在术语的同义性、多义性和歧义性等特点,疾病和方药名称存在诸多别名和非正式名称。早期建立的中医药学信息系统和数据库资源都缺乏概念的支持,使得各种信息资源在语义和概念层次上相互孤立,无法综合利用。因此,建立一个基于概念的中医药语言学术语知识库,对中医药信息学的发展至关重要。

2001 年,鉴于中医药语言系统开发的必要性和重要意义,中国中医科学院信息所和浙江大学计算机学院合作，借助国家科技部基础性工作项目启动了中医药学语言系统 UTCMLS（Unified Traditional Chinese Medical Language System）项目。参与该项目的16所中医药院校及研究单位和中医药专家指导小组对中医药领域的文献、词典和数字信息资源进行了广泛的分析和研究。经过多年的努力，目前实现了一个大规模的中医药领域本体——中医药学语言系统 UTCMLS[16]。该本体包含了中医药领域的基本概念，并定义了概念之间的关系。目前，中医药本体已经拥有包括中草药、中医化学、中医疾病等8 000多个概念和50 000多个实例，基本上涵盖了中医药领域的大部分知识。

2.2 中医药知识发现现状

从研究对象来分，现有中医药知识发现基本可分为三方面：中医方剂知识发现、中药知识发现及中医证候知识发现。

2.2.1 中医方剂知识发现

联合用药是中医的强项，尤其体现在中医方剂上。一首方剂经过多种药物配伍后会产生奇特的功效，一些药物的功效加强了，一些药物的毒性减少了。方剂的功效不等于组成药物之功效的简单总和，而是通过组方药物配伍使其扬长避短产生的。几千年来的中医药实践，积累了数以万计的中医方剂。如何运用知识发现技术，从这些方剂中提取出有价值的模式和知识，对于充分发挥中医药联合用药优势、促进中医药发展意义重大。

方剂知识发现的一个重要目的是探索多种中药之间的配伍规律，在这方面已有不少知识发现研究。2002年，姚美村等[23]运用关联规则方法，对文献中收录的106首治疗消渴病的中药复方进行了分析，在单味药层次上进行了消渴病复方组成药味之间的关联模式研究。研究表明，不同中医专家在针对不同症状的治疗方法与对消渴病的认识和治疗原则基本一致。

2003年，李慧琴等[24]对慢性乙型肝炎近十年的有关资料进行整理，建立了慢性乙型肝炎专病专方表（收录处方879首）。同时，他们利用频繁模式、关联规则等数据挖掘技术对资料进行处理、分析，得到慢性乙型肝炎药物关联规则如表 2-1 所示。

表 2-1 慢性乙型肝炎药物关联规则

关联药物	处方数	信任度
丹参　虎杖　白术　党参 ⇒ 黄芪	31	100.00%
黄芩　半夏 ⇒ 柴胡	30	100.00%
白花蛇舌草　白术　党参 ⇒ 黄芪	33	94.29%
丹参　虎杖　党参 ⇒ 黄芪	47	94.00%
丹参　虎杖　白花蛇舌草　党参 ⇒ 黄芪	31	93.94%
党参　大黄 ⇒ 黄芪	36	92.31%
白花蛇舌草　甘草　党参 ⇒ 黄芪	35	92.11%
茵陈　党参 ⇒ 黄芪	35	92.11%
白术　赤芍　党参 ⇒ 黄芪	35	92.11%
茯苓　赤芍　党参 ⇒ 黄芪	32	91.43%
丹参　白芍　党参 ⇒ 黄芪	30	90.91%
赤芍　党参 ⇒ 黄芪	56	90.32%
柴胡　白术　茯苓　郁金 ⇒ 丹参	36	90.00%
柴胡　白术　茯苓　党参 ⇒ 黄芪	36	90.00%

2003 年，蒋永光等[25]运用频繁模式和关联规则数据挖掘技术，对《中医大辞典 · 方剂分册》中筛选出来的 1 355 首脾胃方进行了分析。表 2-2 是挖掘到的部分“药物—主症—病机—方剂”对应结果。研究表明，脾胃方的数据挖掘结果，基本符合中医脾胃方组方用药的一般规律和特点。

表 2-2 脾胃方“药物—主症—病机—方剂”对应挖掘部分结果

药　物	主　症	基本病机	代表方剂
茯苓　白术	泄泻	脾气虚	茯苓汤、四君子汤
白术　干姜	呕吐	脾胃虚寒	理中丸
半夏　干姜	呕吐	脾胃寒湿	半夏干姜散
白术　橘皮	心下痞满	脾胃不和	异功散
橘皮　半夏　茯苓	呕吐 恶心 胸闷	中焦痰湿	二陈汤

另一项基于脾胃方的关联规则挖掘来自 Li et al.[26]的研究。该研究

在关联规则挖掘算法 NNF 中采用一种新的数据结构(Indexed Frequent Pattern Tree),从而提高了算法效率,但该研究并未提及所用到的数据集的大小。另外,Li et al.[27]于 2004 年开发了一套中医方剂数据挖掘系统 TCMiner,该系统包含了多种频繁模式、关联规则挖掘算法。

目前为止,最大规模的方剂数据挖掘来自何前锋等[28]在 2004 年的研究。该项研究的数据源采用中国中医科学院开发的中国方剂数据库,其包含几千年来的中医方剂约 85 000 首。该研究采用频繁模式挖掘算法,对中国方剂数据库中的方剂进行了方剂高频用药的知识发现和比较,并与中国中药药对数据库中收录的药对进行了对比和分析,得到了一系列实验结果。表 2-3 是实验得到的部分高频用药组合与经验药对匹配情况。这里的经验药对是指在中国中药药对数据库中收录的药对。高频药对频次指的是高频用药组合在中国方剂数据库中使用了该组合的方剂条数。匹配药对指的是高频用药组合能够在经验药对中找到的用药组合。通过这样的知识发现方式进行的高频用药组合与经验药对比较,有助于发现新的药对,并在数据上验证经验药对是否合理。

表 2-3 高频用药组合与经验药对匹配情况

高频药对频次	匹配药对名称	高频药对名称	高频药对频次	匹配药对名称	高频药对名称	高频药对频次	匹配药对名称	高频药对名称
5 127	人参、白术	人参、白术	2 596	当归、黄芪	当归、黄芪	2 004		当归、木香
4 428	当归、人参	当归、人参	2 522		人参、白茯苓	1 941		当归、人参、白术
4 062	当归、川芎	当归、川芎	2 321	白术、陈皮	白术、陈皮	1 909		当归、茯苓
3 523		当归、白术	2 210	当归、白芍	当归、白芍	1 906		当归、桂心
3 049	人参、黄芪	人参、黄芪	2 142		人参、防风	1 897	黄芩、黄连	黄芩、黄连
2 853		人参、茯苓	2 127		防风、川芎	1 879	木香、槟榔	木香、槟榔
2 760		当归、防风	2 079	人参、半夏	人参、半夏	1 876	人参、干姜	人参、干姜
2 688	白术、茯苓	白术、茯苓	2 076	乳香、没药	乳香、没药	1 855		人参、川芎
2 678	防风、羌活	防风、羌活	2 025		当归、黄芩	1 836		人参、陈皮

前述的中医方剂知识发现研究大多采用传统的频繁模式和关联规则;但随着研究的深入,研究者发现这些方法对于中医方剂挖掘并非完全适用。如对于甘草这类具有高支持度、低置信度的调和药,我们并不希望其在挖掘出的模式中出现。为解决这一问题,曾令明等[29]于 2005 年提出了基于双支持度的关联规则挖掘,并应用于脾胃类方剂库,实验证明该方法比传统的 Apriori 算法能找到更有意义的药对药组。作为解决这一

问题的另一种思路，Zhou et al.[30]于 2006 年提出了关联且相关规则挖掘，并应用于包含 4 643 首方剂的数据集。实验证明，与传统模型相比，关联且相关规则挖掘能产生更有意义、更可靠的中医药方剂模式。

另一项从频繁模式进行扩展的开拓性研究来自 Zhou et al.[31]2005 年的工作。考虑到大部分组方药物为天然药物，可以将植物分类学知识引入方剂知识发现。基于这一思路，该研究提出了方剂科属配伍的概念，并对 TCMLARS 数据库中共 18 213 条临床复方内容记录进行了药物组成和科属的高频分析。研究发现，临床复方普遍采用两个不同科属的同类功能药物组合，以达到增效互补之目的。表 2-4 是补中益气方的前 20 个高频药对和科属高频配伍知识，其中括号中的 112 表示复方记录数目。从表 2-4 中可见，补中益气方核心药对为当归—黄芪、黄芪—党参和党参—炙甘草等，科属核心二元组配为伞形科—豆科和豆科—桔梗科等。其中，伞形科—豆科等科属组合支持度大于 1，显示补中益气方中必定存在这些科属配伍的组合。

表 2-4 补中益气方的药物科属高频配伍知识

补中益气(112)			
科属配伍	频度/支持度	药物配伍	频度/支持度
伞形科—豆科	206/1.84	当归—黄芪	36/0.32
桔梗科—豆科	123	炙甘草—党参	29
毛茛科—豆科	108	白术—当归	27
菊科—豆科	107	党参—黄芪	26
姜科—豆科	90	柴胡—当归	26
菊科—伞形科	88	白术—黄芪	25
豆科—豆科	83	白术—黄芪	25
蔷薇科—豆科	78	炙甘草—黄芪	25
伞形科—桔梗科	71	升麻—黄芪	24
毛茛—伞形科	71	升麻—当归	24
樟科—豆科	68	柴胡—黄芪	23

续 表

补中益气(112)			
科属配伍	频度/支持度	药物配伍	频度/支持度
马兜铃科—豆科	67	柴胡—升麻	23
伞形科—伞形科	66	炙甘草—当归	23
菊科—毛茛科	62	柴胡—陈皮	23
蔷薇科—伞形科	61	当归—党参	23
瑞香科—伞形科	59	甘草—党参	22
百合科—豆科	58	白术—陈皮	22
唇形科—豆科	57	升麻—陈皮	22
瑞香科—豆科	55	陈皮—党参	21
毛茛科—桔梗科	54/0.48	白术—柴胡	21/0.19

以上的这些频繁模式和关联规则都属于线性规则模型。在中医药知识发现中,也有部分研究开始采用其他模型。2005 年,Deng et al.[32] 提出了一种名为 Information-Based Local Optimization (IBLO)的结构学习算法,并应用于 554 首治疗中风的方剂。IBLO 从这些方剂数据中生成了一个包含 40 种最重要方剂及其组团关系的图模型。2008 年,Wu et al.[33] 将语义图挖掘技术应用于中医药方剂数据,并挖掘出一些频繁出现的医学模式(图 2-1)。相比于其他方法,语义图挖掘技术能在中医药复杂的语义关系图中提取出有价值的信息,并以更直观的方式展示。

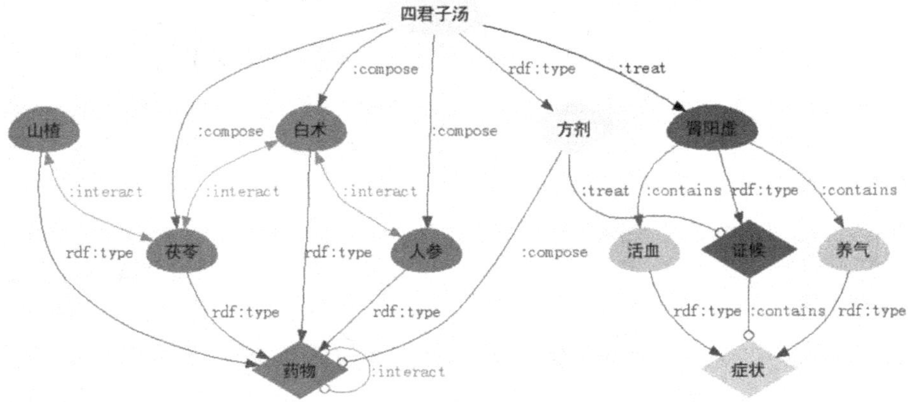

图 2-1 一个通过语义图挖掘发现的频繁出现的医学模式

上述的这些知识发现研究有一个共同特点，即在分析中不考虑药物的剂量。这背后的原因是在中医药历史文献所记载的方剂中，其药物剂量信息往往是模糊的：有些情况下，剂量是一个范围值（如五钱到八钱，20～30g）；在很多其他情况下，剂量信息是缺失的。因此，要利用剂量信息进行方剂知识发现，存在一定的难度。一种基于剂量进行分析的思路是考虑方剂中药物间的不同配比。该方面的一项尝试性研究来自Xiang[34]。该研究提出了一种用于中药最优配方挖掘的 3 阶段选举筛选算法，并对治疗心脏病方剂中的丹参—三七的配比关系进行了研究，实验发现 10∶6 为该方剂中丹参—三七的最佳配比。

此外，在方剂知识发现方面，也有部分研究采用文本挖掘方法。Cao et al.[35]开发了一套基于本体的文本信息抽取系统，支持从半结构化文本中提取方剂和中药知识。该系统实现了 EKEL 抽取语言，并从文本中抽取出了 2 710 种中药和 5 900 种方剂信息。Wu et al.[36]于 2004 年开发了一套文本挖掘系统 MeDisco/3T（Medical Discover for Traditional Treatment inTelligence），该系统支持基于 bootstrapping 的信息抽取方法以抽取中医药信息。MeDisco/3T 同时也在上述的科属配伍知识发现中发挥了重要作用。[31]

2.2.2 中药知识发现

中药是中医药研究的重要主题。近年来，针对中药这一主题的知识发现研究可分为两类：中药药性知识发现和中药化学成分知识发现。下面分别予以介绍。

2.2.2.1 中药药性知识发现

药性理论是中医药理论体系中的重要内容。一般来说，药物具有两面性：一方面对某些疾病具有疗效，另一方面也会产生某些副作用甚至毒性。由于中药大多是天然药物，化学成分复杂，因此对其的毒性研究更有必要。陈晓亮、归筱铭[37]对 3 906 种中药的性味、归经、炮制、科属、药用部位、化学成分、药理作用 7 项与药性相关的因素，共 4 万余条资料，进行中药毒性相关因素分析。数据表明，在 1 119 种具有毒性信息的中药数据中，仅有 3.3％具有较大毒性，这在一定程度上反映了大部分中药的安全性。但是，在药性属热性的中药中，具有不同程度毒性的占 59.6％，这反映了中药毒性与热性存在一定联系。此外，笔者发现毒性与某些中药植物科属也有关系（表 2-5）。如表 2-5 所示，在 108 味毛茛科中药中，具有不同程度毒性的占 45%。在所有大毒中药中，属于毛茛科的比例高达 29.7%。其他有毒中药比例较高的科属包括天南星科(14.2%)和大戟科(11.3%)。从化学成分来看，生物碱值得更多关注，因为数据显示，随着毒性程度的提高，中药含生物碱类成分的百分比也相对提高。因此，对使用含有生物碱类药物时尤应引起重视。

表 2-5　中药毒性与植物科属的关系(%)

	毛茛	茄	百合	大戟	天南星	豆	蔷薇	禾本	芸香
大毒	29.7	13.5	8.1						
有毒	8.5			11.3	14.2				
微毒	6.8					9.9			4.3
无毒						5.6	8.0	5.9	

另一项中药药性知识发现研究来自杨国营[38]的研究。该研究从《中国药典》所载 417 种性味、归经记载齐全的植物类中药中选取具有降低血压药理作用的中药 101 种，对其四气、五味、归经和主要功能与 417 种中药做药性的比率分析。实验显示，植物类降低血压中药以性辛者多、味苦者多，多归肝胆经，提示可依此类药的化学成分在植物中筛选有效的植化成分、药理活性。

中药功效与其他药性之间的关系是中药研究的重要方向，这里知识发现技术也能发挥一定作用。2004 年，姚美村等[39]采用人工神经网络(ANN)和决策树等知识发现技术，将 54 种补虚药按照功效分为 4 类。该研究对中药药性采用了二值量化和多值量化两种方法，实验结果表明，药性的不同量化方法对补虚药的功效归类预测有一定影响，多值量化比二值量化具有更为理想的判别结果。同时，在多值量化上，ANN 比决策树具有更高的准确率。

除了统计分析和分类，另一类在中药药性分析中用到的知识发现技术是聚类。2004 年，周鲁等[40]对 28 种解表类中药进行聚类分析，虽然样本数量较小，但还是得到了某些与传统中医理论相同的结论(如辛凉解表药中的薄荷和菊花，葛根和升麻在药性上具有较高的等价性)。2004 年，张菊英等[41]对 1 355 首脾胃方剂组方的中药从功效方面进行聚类，将其分为 46 类。每一类的组成药物间均有共同的功效，他们结合专业给予每个类别以一定的功效名称，以备进一步分析，实验结果见表 2-6。

表 2-6　脾胃方剂组方的中药的功效聚类结果

类别	类　名	类中所含药物
C1	清热解毒	金银花、大青叶、绿豆等 16 味
C2	清热泻火	黄柏、知母、黄芩等 5 味
C3	清热凉血	白茅根、地骨皮、鲜生地等 7 味
C4	清热开窍	冰片、苏合香 2 味
C5	清热燥湿	苦参、黄连、胡黄连等 7 味
C6	清热生津	麦门冬、葛根、天花粉等 7 味
C7	清热利湿	车前子、薏米、栀子等 8 味
C8	补肝肾	枸杞子、黑芝麻、益智仁等 11 味
C9	补　气	黄芪、人参、白术等 6 味
C10	补　血	白芍药、阿胶、熟地等 4 味
C11	理　气	木香、香附、青皮等 11 味
C12	健　脾	白扁豆、山药、莲子等 7 味
⋮	⋮	⋮
C46	燥湿化痰	厚朴、草果、半夏等 6 味

还有一项较大规模的中药聚类来自 2004 年何前锋等[42]的研究。该研究采用分层聚类算法，对于中国中药数据库中具有 4 个(包括 4 个)以上功效的中药，进行了基于功效的中药聚类研究。表 2-7 是基于功效对中药进行聚类分析的部分结果。表中第一列表示中药在数据库中的编号。第二列表示使用聚类方法对中药的归类分析结论，相同编号的中药属于同一类。属于同一类的单味药的基本特征是：单味药具有 3 个以上相同功效。第三列表示中药的名称。第四列表示中药所具有的功效。这样的聚类分析把功效相似的中药聚在一起，对于中医药性理论、组方时替代药的选取、新方的设计及中药化学成分的研究，均具有一定的参考价值。

表 2-7　基于功效对中药进行聚类分析的部分结果

单味药编号	所属类	单味药名称	功效	单味药编号	所属类	单味药名称	功效
1771	1	锯齿王	止血	1913	2	开口箭	止痛
1771	1	锯齿王	活血	1913	2	开口箭	消散瘀血
1771	1	锯齿王	清热解暑	1913	2	开口箭	清热解毒

续 表

单味药编号	所属类	单味药名称	功效	单味药编号	所属类	单味药名称	功效
1771	1	锯齿王	消肿	1913	2	开口箭	祛风胜湿
7654	1	独一味	止血	10920	2	娃儿藤	止痛
7654	1	独一味	消肿	10920	2	娃儿藤	化痰止咳
7654	1	独一味	活血	10920	2	娃儿藤	祛风胜湿
7654	1	独一味	行瘀	10920	2	娃儿藤	解毒
8768	1	小连翘	止血	10920	2	娃儿藤	消散瘀血
8768	1	小连翘	消肿				
8768	1	小连翘	活血				
8768	1	小连翘	解毒				

2.2.2.2 中药化学成分知识发现

化学成分是中药发挥其疗效的物质基础。但由于中药的作用是多种有效成分共同作用的结果,传统针对单一化学成分的分析方法就不太适用了。这里一种探索性的知识发现思路是在化学元素层次上对中药进行分析。1998 年,祁俊生等[43]对 105 种植物类中药的 42 种微量元素测定数据用因子分析和聚类分析进行了多因素分析。结果显示,一个 10 因子模型能合理解释这些微量元素间的相关关系,而 105 种中药根据微量元素聚成的类别,与以中药四性理论为依据的自然分类,体现了良好的一致性(准确率达 78.1%)。研究证明,中药微量元素含量是决定中药四性的物质基础之一,揭示了微量元素含量和中药疗效之间存在的相关性。2003 年,祁俊生等[44]针对微量元素与中药功效的关系进行了一项后续研究,将 10 味解表药聚成不同的功效组,其准确率达 90%,显示了中药微量元素含量是决定中药功效的重要物质基础。

此外,现代指纹图谱(Fingerprint)技术由于能同时考虑数以千计的化学成分,因此为知识发现提供了大量数据源。由于其专属性、完整性、稳定性和可量化性,指纹图谱技术已在中药材鉴别和质量控制等方面得到成功应用。在这里可以用到的知识发现技术包括 Primary Component Analysis (PCA),ANN,fuzzy clustering 等[45]。这些方法的主要缺陷在于需要从原始数据中提取特征以形成特征空间,而指纹图谱数据的特征空间在离散化后往往大于 1 000,而样本集又通常很小。在这一情况下,ANN 容易在小数据集上产生 overfitting 现象，而 PCA 方法又受限于离散化后的统计信息。为解决这一问题，Zhang et al.[46]提出了一种基于 nearest neighbor 和 genetic algorithm 的混合方法。在人参 HPLC 数据上的实验显示这一方法能有效识别来自不同采摘季节和不同产地的中药材。

另一项与中药化学成分相关的知识发现研究由陆爱军等[47]于 2005 年进行。该研究以中药化学数据库[19]作为数据源，对中药药效、植物科属、化学成分活性、中药提取物现代药理等数据进行了维间关联规则的挖掘，并找到了一些有意义的规则（表 2-8）。以表 2-8 中的一条双向关联规则"M 胆碱受体拮抗剂——茄科"为例，该规则显示 21.37%的茄科中药具有 M 胆碱受体拮抗作用的化学成分，而 15.69%的 M 胆碱受体拮抗剂源自茄科植物。另一个类似的规则如"毛茛科——抗高血压药"。通过知识发现所获得的这些规则，对于药物发现（drug discovery）来说，具有重要的参考意义。

表 2-8 化学成分相关属性的关联规则

序号	前项		后项	支持度	置信度
1	Family={五加科}	=>	Effect={活血}	0.25	13.48
2	Family={抗变态反应}	=>	Family={伞形科}	0.37	12.50
3	Family={玄参科}	=>	Effect={清热}	0.24	20.35
⋮	⋮			⋮	⋮
14	Activity={抗高血压药}	=>	Family={毛茛科}	0.58	13.20
15	Family={毛茛科}	=>	Activity={抗高血压药}	0.58	13.55
⋮	⋮			⋮	⋮
24	Activity={M 胆碱受体拮抗剂}	=>	Family={茄科}	0.56	15.69
25	Family={茄科}	=>	Activity={M 胆碱受体拮抗剂}	0.56	21.37
⋮	⋮			⋮	⋮

2.2.3 中医证候知识发现

证，是中医的核心概念之一，是疾病微观变化的动态反映，是对病变当前阶段机体整体反应状态的病位、病性等病理本质所做的概括。中医在证方面所积累的整体性诊疗经验，在当今主流医学开始注重系统疗法的趋势下，具有独特的意义。利用知识发现技术，对中医证候进行研究，目前相对还比较少。比较有代表性的是 We et al.[36]和 Zhou et al.[48]对证候—基因关系的研究，以及张连文等[49]和 Zhang et al.[50]基于隐结构模型的中医证侯研究。

由于人体是一个高度秩序和复杂的生命系统，会在宏观和微观、整体和局部、功能和结构等互补性的多个方面表现出信息的相似性。证候作为一种综合性的人体功能态，有其物质功能网络和调控中心基础，而生命物质基因和蛋白质是一个整体的时空作用功能网络，结合两方面的知识对人体生命系统进行研究是科学和有效的，将能为现代生命科学的研究提供思路和新的思维方式。基于这样的基本假设和思想，Wu et al.[36]和 Zhou et al.[48]进行了证候分子生物学知识文本挖掘研究，通过结合中医药数据（中医药文献和文本型数据库）和现代生物医学数据（Medline），采用文本挖掘的方法发现中医证候与分子生物学元素如基因、蛋白质之间的关系知识，并分别从中医证候和分子生物学两个方面考察对方，以产生对人体生命系统新的系统性认识和理解。这是借助计算机技术，利用中国传统中医药学进行现代生命科学研究的一种科学尝试，同时该方法也是现代生命科学的一种多学科研究途径。图 2-2 是通过该方法得到的 PubGene 中肾阳虚证相关基因的基因网络。

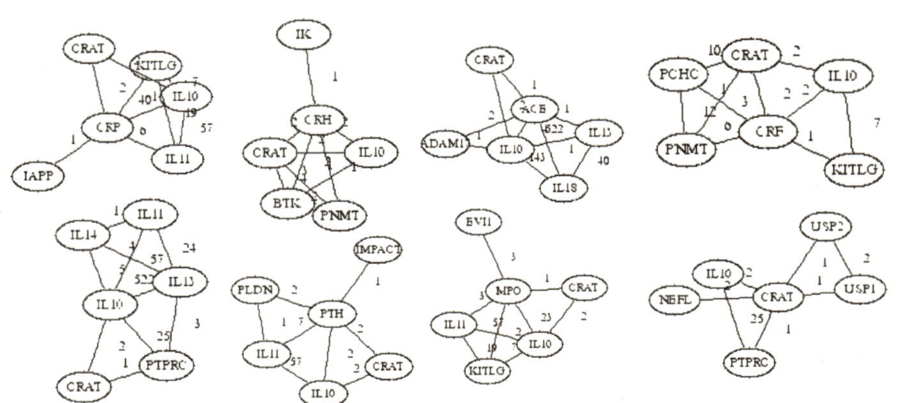

图 2-2　PubGene 中肾阳虚证的相关基因的基因网络

由于中医证候的复杂性，中医辨证一直缺乏客观的、定量的标准。对于基于辨证论治的中医药领域来说，这一缺乏定量标准的局面无疑将制约其发展。尤其在生物医学蓬勃发展的今天，利用知识发现技术，辅助建立中医辨证标准，对于促进中医药现代化发展，发挥中医药整体思维优势，具有十分重要的意义。在这方面，张连文等[49]和 Zhang et al.[50]做了有益的尝试，将隐结构模型用于中医证候的研究。张连文等认为，中医辨证理论所描述的是一个把各式各样的症状联系起来的隐结构，而隐结构是不可能直接被观测到的，这是中医辨证理论难以科学证实和科学定量化的根本原因。从这一角度出发，张连文等在中医药数据中采用机器学习方法构造隐结构模型，并用学习出来的隐结构模型来指导辨证。基于肾虚数据等的实验显示，隐结构法所得到的辨证结论与中医药专家的集体意见基本一致，从而反映了这一方法的有效性。

2.3 中医药知识发现发展趋势

在上一节介绍中医药知识发现现状的基础上，本节给出对于中医药知识发现发展趋势的理解。首先，从中医方剂知识发现、中药知识发现、中医证候知识发现三个方面分别论述该方向的发展趋势，随后从中医药知识发现的共性问题入手，指出中医药知识发现迫切需要知识发现可靠性研究。

在中医方剂知识发现方面，现有的研究已取得了较多进展。从方法来看，从频繁模式、关联规则等传统模型，到相关模式和图挖掘等新模型的引入，是方剂配伍关系知识发现的一大趋势。此外，对于中药剂量在方剂中的作用、剂量变化对症状和证候的影响等问题，值得运用知识发现技术进行进一步的研究。另外，方剂知识发现需要更多地结合功效、适应证、所治疾病、副作用等因素进行探讨。

在中药知识发现方面，现有对中药毒性的研究已经取得了一定进展，但还需要进一步深入。由于中药炮制是改变药性、缓解毒性的重要途径，因此有必要运用知识发现技术对中药炮制进行相关分析和研究，而目前这方面的研究还相对较少。在中药化学成分方面，现有的基于化学元素的研究有一定参考意义，但对于中药化学成分分析来说还远远不够。而指纹图谱技术由于其专属性、完整性、稳定性和可量化性，有望在中药化学成分分析中发挥更重要的作用。在基于指纹图谱数据的谱效关系(Spectra-Effect Relationship)等问题上，需要运用知识发现技术探索中药活性成分与药效、药性的关系。此外，随着高质量中药三维化学结构数据库的建成，知识发现技术有望在先导化合物筛选方面发挥更大的作用。

在中医证候研究方面，现有的知识发现研究则相对较少。张连文等[49]的中医隐结构模型研究，在建立客观化、定量化的中医辨证标准方面，迈出了重要的一步。可以预见，随着知识发现算法效率的提高和对中医辨证实质理解的加深，基于知识发现和机器学习技术的计算机辨证方法，将在中医证候研究中发挥更重要的作用。Wu et al.[36]的基因—证候关系研究则将中医证候与现代生物医学相连接，做了很有意义的交叉性探索。中医和现代生物医学各自以人体为对象进行的研究具有互补性。由于基于统一的研究对象，两者存在客观研究实体的交叉和重叠，比如疾病现象就是两者的交叉点。在现在的功能基因组学时代，研究疾病状态和发病过程的基因型的变化规律，将是揭示基因组功能奥秘的关键，同时也给中医证候研究深入发展提供了思路和技术支撑。建立传统中医药学理论模型与分子生物学元素（基因、基因产物、蛋白质和细胞等）的关系，形成中医药分子生物学层次（微观层次）的新模型是促进中医药现代化研究的有益尝试。可以预见，随着中医与现代生物医学交叉的深入，这方面将出现更多突破性的研究，如将基于中医证候知识的分子生物学研究从基因层次扩展到蛋白质层次等。

如前文所述，虽然中医药知识发现在各个方面已经取得了较大的进展，但由于一些共同存在的原因，目前的中医药知识发现还存在一些问题，迫切需要中医药知识发现可靠性方面的研究。

首先，中医药领域的语言特点，要求知识发现必须关注可靠性问题。中医药学是极具领域特色的一门传统医学学科，在理论基础和临床实践中都有其独特性。中医学的理论具有高度的哲学性、文化性和语言性特点，临床实践具有个体性、主观性和交互性特点。中医药学数据的一个显著特点是自然语言性，其数据表达往往含义丰富，方式多样化、个性化。中医药数据的这些语言特性，使得在其上进行的分析和挖掘，需要更多的关注可靠性问题。

其次，当前中医药数据的质量情况，使得知识发现尤其需要考虑可靠性问题。从目前的情况来看，当前的中医药数据基础，虽然在数量上已经有了一定的积累，但在数据质量上，还面临着较大的问题。由于中医药领域的文化传统、历史变迁和语言特点，数据质量问题已成为中医药研究中不得不经常面对的问题。在质量有所欠缺的数据上进行知识发现，尤其需要进行知识发现可靠性方面的研究。

最后，中医药去芜存精的发展趋势，对知识发现的可靠性提出了要求。作为一门具有几千年历史的传统医学，中医药与其他学科不同的一点，在于其内容精华与糟粕并存。利用知识发现技术研究中医药，其一大目的就是发现一些有价值的规律和模式，并有助于专家去除一些不科学的内容。这样去芜存精的过程，就需要知识发现本身是比较可靠的。

总之，对于中医药知识发现来讲，中医药的上述领域特点，促使我们必须对中医药知识发现可靠性这一主题加以充分关注和仔细研究。

基于这一思路，本书结合近几年来所进行的中医药知识发现实践，探讨中医药知识发现中的可靠性框架、因素和优化方法。

第 3 章
知识发现可靠性框架

本章首先提出了知识发现的 IPO 模型及知识发现可靠性的过程视角。在此基础上，本章提出了一般知识发现过程中的可靠性框架，并将其扩展到基于 CRISP-DM 的可靠性框架 PBRF-KD。随后，归纳并分析了 PBRF-KD 框架中的 7 种可靠性相关因素。在此基础上，我们将 PBRF-KD 应用于中医药领域，并结合中医药实践介绍中医药知识发现中的这 7 种可靠性因素。

3.1　知识发现可靠性的过程视角

可靠性是知识发现领域的一个重要课题。为研究这一课题，首先需要明确什么是知识发现中的可靠性。实际上，数据挖掘界对于"可靠性"并没有达成一致的定义。Cambridge Dictionary of American English 把"reliable（可靠的）"定义为"deserving trust; dependable（值得信任，可以信赖）"[51]。Wikipedia Encyclopedia 把"reliability（可靠性）"定义为"quality or consistency（质量或一致性）"[52]。Merriam-Webster Online Dictionary 则对"reliability（可靠性）"有两种解释：① the quality or state of being reliable（可靠的品质或状态）；② the extent to which an experiment, test, or measuring procedure yields the same results on repeated trials（某种实验、测试或测量程序在多次试验中产生同样结果的程度）。[53] Berka[7] 则把可靠性认为是伴随某决定的一个属性，该属性反映了此决定的可信度（trustworthiness）。Bertoni et al.[54] 则把可靠性的概念与稳定性（stability）联系在一起，认为可靠性是指当引入某些干扰

(perturbation)时所发现知识的特性还能保留的程度。在最近的一篇综述中,Geng et al.[55]归纳了数据挖掘的9类兴趣度度量(interestingness measure),其中一种即为可靠性,他们认为,“当某种模式所表示的关系在可应用的场合下出现比例很高时,可以认为这种模式是可靠的”。根据这一定义,当一条分类规则的准确率很高时,可以认为这条规则是可靠的;当一条关联规则具有很高的置信度时,可以认为这条规则是可靠的。

当我们在现实世界中考查可靠性的含义时,我们发现可靠性这一概念通常可分为两类。第一类是指系统或过程的可靠性,在这类中的可靠性通常意味着稳定性和无错性的级别(the level of stability and error-freeness)。第二类是指产品(product)的可靠性,在这类中的可靠性通常是指质量及其一致性(quality and its consistency)。第二类所指的产品可涵盖各种产品,比如物理产品(physical product)和信息。这两类可被整合到经典 IPO(Input-Processing-Output)模型中,如表 3-1 所示。

表 3-1　不同类型的可靠性及其在 IPO 模型中的映射

类型	上下文场合(context)	IPO 模型中的映射	可靠性的含义
1	系统或过程(a system or a process)	处理(Processing)	稳定性,一致性,无错性(stability, consistency, and error-freeness)
2	产品(a product)	输入或输出(Input or Output)	质量,正确性,有效性(quality, validity and usefulness)

从表 3-1 可见,可靠性在系统或过程这一场合下对应于 IPO 模型中的处理部分,而在产品这一场合下对应于 IPO 模型中的输入或输出。为分析知识发现这一背景下的可靠性含义,我们首先来介绍知识发现的 IPO 模型。在信息系统(information system)领域,不少研究把数据看作一生产过程的输出。[56][57] Wang et al.[56]在物理产品和数据产品之间做了类推。我们在这里把这样的类推扩展到包含知识发现(图 3-1)。如图 3-1 所示,一产品制造系统作用于原材料(Raw Materials),以生产物理产品;一个信息系统可以看作一个数据生产系统,作用于原数据(Raw Data),以生产数据产品;同样,知识发现则可以被视为一种知识生产的过程,作用于数据或先验知识(Data or Prior Knowledge),以生产知识产品(新知识或更新的知识)。这就是知识发现的 IPO 模型。

在 IPO 模型中,我们可以从多个角度来考虑可靠性。通常来说,知识发现是一项包含多个阶段的过程,所以其可靠性自然而然可以从过程

	Product Manufacturing	Data Manufacturing	Knowledge Manufacturing
Input	Raw Materials	Raw Data	Data or Raw Knowledge
Processing	Materials Processing	Data Processing	Knowledge Discovery
Output	Physical Products	Data Products	Knowledge Products

图 3-1　物理产品、数据产品及知识产品之间的类比

的角度对过程中的每一阶段加以解析。另一种思路则是考虑输出的可靠性。IPO 模型启发我们对于知识发现可靠性可以有两种视角：①产品视角，即直接衡量所发现的知识的可靠性（表 3-1 中的类型 2）；②过程视角，即通过评估知识发现过程的可靠性去估计所发现知识的可靠性（表 3-1 中的类型 1）。更准确地说，IPO 模型中的知识产品属于产品的一个子类，即信息和知识。给定一条信息和知识，其可靠性通常意味着正确性和可信度。因此，考虑知识发现可靠性的一个比较直观的思路是考虑所发现知识的正确性和可信度。然而，在本章我们关注于表 3-1 中的类型 1，即对于知识发现可靠性采用过程视角，考虑知识发现过程的可靠性。采用这一视角的理由如下：给定某信息或知识，衡量其正确性和可信度通常要靠领域专家的评估，而这样的评估往往是费时费力的。另一种衡量信息可信度的方法是考虑信息提供者的可信程度。[58] 当我们把产生信息或知识的知识发现过程看作信息提供者时，就可以利用知识发现过程的可靠性来估计输出的可信度。在这点上 Melnyk[59] 给出了一个更明确的描述："输出只是过程的伴随物，输出的特性是过程的直接结果（output is just a residual of the process, and the traits of output are the direct result of the processes）。"换句话说，过程决定了输出。这里更准确地说是把输入这一因素当作过程的一部分，因为输出的可靠性受输入和过程的共同影响。在本章中，我们把数据相关的因素（输入）视为过程的一部分，即过程可靠性涵盖输入可靠性。因此，当输出可靠性难以获取时，我们就可以用过程可靠性去估计输出可靠性。对于数据挖掘来讲，其知识由知识发现过程产生。所以，我们可以利用知识生产的整个过程（即知识发现过程）的可靠性，去估计所发现的知识的可靠性。这就是我们提出的知识发现可靠性的过程视角。

由于知识发现是一项包含多步骤的活动，这就意味着输出的可靠性会受知识发现过程中的每个阶段所影响。因此，在考虑过程可靠性时，需要对所涉及的阶段进行逐阶段的分析。为阐明知识发现过程可靠性与每个阶段可靠性之间的关系，并进一步阐明知识发现过程中与可靠性相关的各种因素，我们在下一节中提出一个知识发现框架 PBRF-KD。

3.2 PBRF-KD 知识发现可靠性框架

在本节，我们首先给出一般知识发现过程中的可靠性框架，然后基于具体的知识发现过程 CRISP-DM 提出知识发现可靠性框架 PBRF-KD，随后较详细地论述 PBRF-KD 框架中的 7 种可靠性相关因素。

3.2.1 一般知识发现过程中的可靠性框架

要研究知识发现可靠性，我们的基本思路是将知识发现可靠性放在整个知识发现过程中予以考虑。正如上文所讲的，我们将抽取出来的知识视为知识生产过程的输出，并通过评估整个过程的可靠性来估计输出的可靠性。在本小节，我们提出在一般知识发现过程中适用的可靠性框架。

这里首先给出一些形式化定义。我们把一个对象(object)的可靠性记为 $R(o)$，其取值范围为$[0, 1]$，这里和文献[60]中的定义类似。1 代表没有可靠性问题，即 100%可靠；0 代表完全不可靠。与文献[60]中定义不同的是，这里的对象可以指一条知识或者一个过程，而在文献[60]中可靠性只限定于数据的某种属性。假设一般的知识发现过程 P 由 n 个阶段组成，分别记为 $St_1, St_2, \cdots, St_n$。这一过程 P 的可靠性及其每个阶段的可靠性则记为 $R(P), R(St_1), R(St_2), \cdots, R(St_n)$。对于过程 P 所挖掘出的知识 k，其可靠性可以用下面的公式进行估计：

$$\hat{R}(K) = R(P) = \prod_{j=1}^{n} R(St_j) \tag{3.1}$$

其中，$0 \leqslant R \leqslant 1$。严格地说，$R(K) \neq R(P)$，这里的 P 代表了知识发现的整个过程，包括数据预处理、评估等等。如果不把整个过程考虑在内，则公式(3.1)就不再有效。这里同时把与数据有关的可靠性放在 P 中的某些阶段予以考虑。公式(3.1)右端部分则比较直观：考虑到每个阶段的可靠度会影响最终的可靠性，所以引入连乘，即一个知识发现过程的最终可靠性可以由每个阶段可靠性的乘积获得。公式显示，当任何一个阶段的可靠性为 0 时，最终可靠性将降为 0；而最终可靠性为 1 的情况，仅仅在每个阶段都完全可靠时才能得到。公式(3.1)反映了可靠性随着阶段积累的特点，这与知识发现过程的实际相符，由此显示了这一框架的有效性。

3.2.2 基于 CRISP-DM 的可靠性框架 PBRF-KD

上一小节中的知识发现过程并没有涉及任何具体的知识发现过程。在本小节中，基于一个实际的数据挖掘过程模型(CRISP-DM，CRoss-Industry Standard Process for Data Mining)，我们提出一个知识发现可靠性框架 PBRF-KD (Process-Based Reliability Framework for Knowledge Discovery)。

在知识发现领域有一经典的过程模型，由 Fayyad et al.[61]在 1996 年提出。该模型包含 9 个步骤，包括了解应用领域(learning the application domain)、创建目标数据集(creating a target dataset)、数据清洗和预处理(data cleaning and preprocessing)、数据约简和投影(data reduction and projection)、选择数据挖掘功能(choosing the function of data mining)、选择数据挖掘算法(choosing the data mining algorithms)、数据挖掘(data mining)、结果理解(interpretation)及使用知识(using discovered knowledge)。正如 Fayyad et al. 所指出的那样，要想进行成功的知识发现应用，知识发现过程中的其他步骤的重要性至少不低于数据挖掘步骤的重要才可。从可靠性角度来看，Fayyad et al. 建立的模型也启示我们分析可靠性要对知识发现过程中的每个阶段予以考虑，而不是仅仅考虑数据挖掘阶段。

另一种知识发现界的经典过程模型是 CRISP-DM[62]。CRISP-DM 的想法最早于 1996 年开始孕育，并于 2000 年公布 1.0 版本。经过 200 多个 SIP(Special Interest Group)的共同努力，CRISP-DM 被设计为与模型及应用无关。CRISP-DM 把知识发现过程的生命周期分解为 6 个阶段：业务理解(Business Understanding)、数据理解(Data Understanding)、数据准备(Data Preparation)、建模(Modeling)、评估(Evaluation)及部署(Deployment)。图 3-2 显示了 CRISP-DM 的这 6 个阶段。图中的箭头标明了阶段间的常见依赖关系，而外围的大圈代表了知识发现本身的循环特性。知识发现过程的这一循环特性在文献[61]中也有提及，不过相对比较简单。在 CRISP-DM 框架中，该特性则通过外围的圈加以强调，它显示了从上一轮知识发现过程中所学到的经验可以引发新一轮的、更有针对性的知识发现实验。

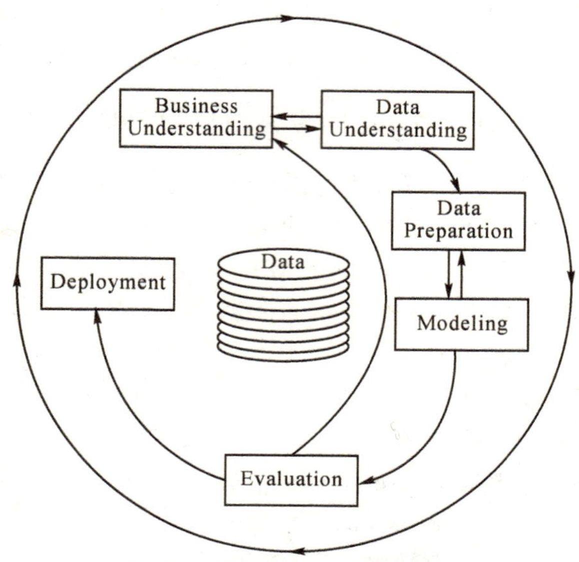

图 3-2　CRISP-DM 的 6 个阶段

考虑到 CRISP-DM 在知识发现领域被广泛接受，在这里我们用 CRISP-DM 具象化上一小节中的一般知识发现过程。通过这样的具象化，我们提出一个新的可靠性框架 PBRF-KD。CRISP-DM 中的 6 阶段和循环特性在 PBRF-KD 框架中得以继承。在这一框架中，上小节的公式(3.1)就不足以阐明此背景下的可靠性了。基于 PBRF-KD 的循环特性，上一轮知识发现过程中所学到的经验会对下一轮知识发现产生影响，这里用 P_i 表示第 i 轮知识发现，$R_i(o)$ 表示第 i 轮知识发现中对象 o 的可靠性，$\Delta R_i(o)$ 表示由于第 i 轮知识发现的运行使得对象 o 的可靠性所产生的变化。有了这些定义后，第 $i+1$ 轮知识发现的可靠性可用下式进行估计：

$$\hat{R}_{i+1}(K_{i+1}) = R_{i+1}(P_{i+1}) = \prod_{j=1}^{6} R_{i+1}(St_j) \tag{3.2}$$

$$\text{where} \quad R_{i+1}(St_j) = R_i(St_j) + \Delta R_i(St_j) \tag{3.3}$$

$$\text{and} \quad \Delta R_i(St_j) = f_{i,j}[R_i(K_i), R_i(St_j), \theta_{i,j}] \tag{3.4}$$

这里 $\theta_{i,j}$ 表示与用户经验相关的因子，该因子会随实践而变化。公式(3.2)与公式(3.1)类似，表明第 $i+1$ 轮知识发现所产生的知识 K_{i+1}，其最终可靠性由该轮内的每一阶段的可靠性共同决定。公式(3.3)表明第 i

+1 轮知识发现中的每一阶段的可靠性，等于第 i 轮知识发现中该阶段的可靠性加上由于第 i 轮运行对于阶段 j 所带来的变化。给定轮次 i 和阶段 j，该轮运行后给阶段 j 带来的可靠性的变化，由在该轮中所学的经验决定，此经验可用 $R_i(K_i)$，$R_i(St_j)$ 和 $\theta_{i,j}$ 的函数来表征。通过整合公式(3.2)、(3.3)和(3.4)，并将 St_1，St_2，…，St_6 分别对应于 6 阶段，我们就得到了基于 CRISP-DM 的可靠性框架 PBRF-KD。

PBRF-KD 框架为知识发现可靠性提供了理论化的表述。经由这一框架，我们可以对知识发现整个过程对其可靠性的影响及其演化有更清楚的认识。该框架表明，在前面任何阶段对可靠性所产生的任何影响，都会被积累起来，并影响最终的知识发现可靠性。为达到较令人满意的可靠性，用户需要对知识发现过程中的每一阶段都予以充分关注，尤其是前面那些容易被忽视的阶段。这也与我们在知识发现实践中的经验相符，即类似于数据预处理这样的阶段也是非常重要的。但是如何评估每一阶段的可靠性呢？我们在下一小节中会对这一问题进行阐述，包括对 PBRF-KD 框架每一阶段中对可靠性的主要影响因素的阐述。

3.2.3　PBRF-KD 框架中的 7 种可靠性相关因素

在本小节中，我们将对 PBRF-KD 进行更详细的介绍。通过分析不同模型和应用中的与可靠性相关的共同因素，我们归纳出 7 种主要的知识发现可靠性相关因素。同时，考虑到这些因素发生作用的主要时间范围不同，我们将其整合入 CRISP-DM 中的相关阶段。CRISP-DM 中的 6 阶段，以及这里所归纳出的 7 种因素，组成了 PBRF-KD 的核心内容。PBRF-KD 的基本框架如图 3-3 所示。

如图 3-3 所示，PBRF-KD 中的 6 阶段来源于 CRISP-DM 模型，图中每个阶段中对可靠性有所影响的相关因素被列在该阶段的边上。其中，第一个阶段是业务理解，包含两种相关因素(目标和领域)，其余 5 个阶段各包含一种主要因素。下面依次介绍这 7 种因素。

3.2.3.1　目标

PBRF-KD 中的第一阶段为业务理解(Business Understanding)。该阶段的任务通常是从业务角度(商业/科学等)确定项目目标，并转化为具体的知识发现目标，再制订相关计划。在此阶段，与可靠性相关的因素主要包括目标和领域两种。这里先介绍因素 1，即目标(goal)。

该因素表明，知识发现的目标是否被正确设立。一个不当的目标可

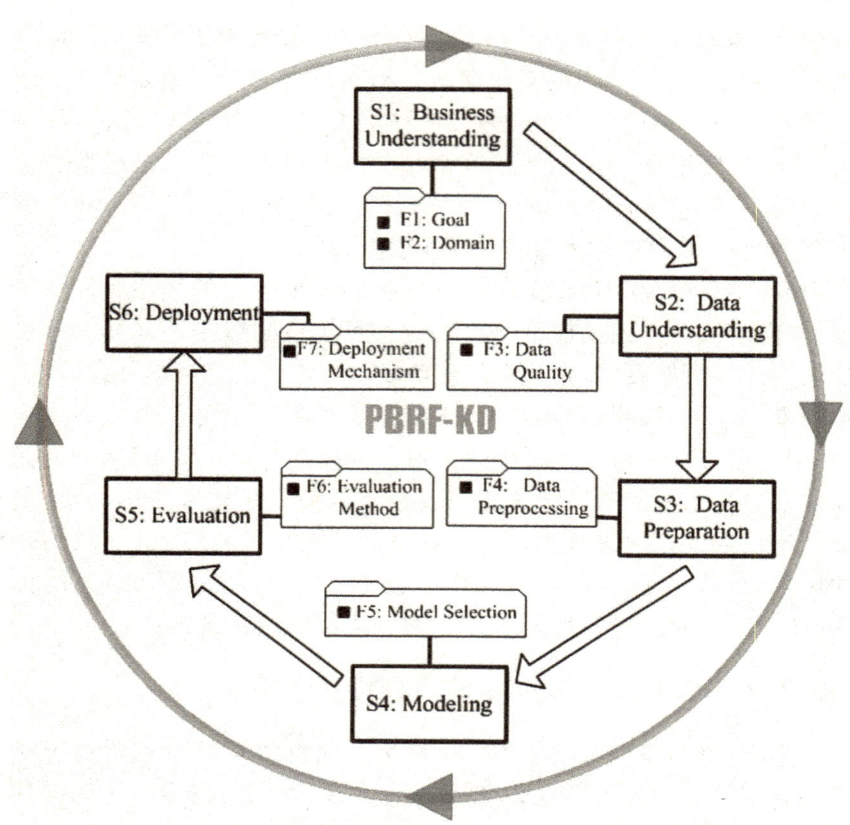

图 3-3 PBRF-KD 中的 6 阶段和 7 种可靠性相关因素

能会导致不明确的知识发现，使得所挖掘出来的结果并不符合用户需要，以致大大降低可靠性。事实上，一个恰当的目标是防止“错误问题—正确回答(correct answers to the wrong questions)”现象的关键。Elder[63]更把“提出不当问题(asking the wrong question)”列为数据挖掘的十大错误之一。这里的逻辑很清楚：如果问题本身是不当的，那么我们又如何期待所挖掘出来的结果是可靠的呢？更具体来说，错误目标可能会导致用户在后续阶段中选择不合适的数据和(或)模型，从而降低了知识发现可靠性。因此，我们把目标设为 PBRF-KD 框架中的第一种可靠性相关因素。

一般而言，有两种目标需要设定：项目目标(科学或商业角度的目标)，以及知识发现具体目标。前者从应用角度陈述目标(也可称为应用目标)，后者从更技术化的角度陈述目标(也可称为技术目标)。通常应用目标被首先设定，随后该应用目标被用户转化为技术目标，而数据挖掘问题类型(data mining problem type,如分类、聚类、关联分析等)则是技术目标中需要确定的核心部分。因此,从应用目标到技术目标(或者说数据挖掘问题类型)的准确转化,是设定恰当目标的关键。这里我们引入与度量数据挖掘问题类型相关的度量 M_1,以反映目标因素对于知识发现可靠性的影响:

$$M_1 = Equal\ (PT_u, PT_{AG}) \tag{3.5}$$

这里的 PT_u 表示用户所选择的数据挖掘问题类型,PT_{AG} 代表对于应用目标 AG 而言最合适的数据挖掘问题类型。$Equal(A,B)$ 是一个0—1函数:即当 $A=B$ 时,$Equal(A,B)=1$;当 $A\neq B$ 时,$Equal(A,B)=0$。从公式(3.5)可见,只有用户选择了正确的数据挖掘问题类型($PT_u=PT_{AG}$)时,M_1 才会等于1。M_1 度量反映了从应用目标到技术目标的转化是否正确,也反映了数据挖掘问题类型是否被正确选择。因此,可以用该度量来估计目标因素对知识发现可靠性的影响。

3.2.3.2 领域

业务理解阶段中的第2种知识发现可靠性相关因素是领域(domain),该因素是指用户是否理解应用领域的相关状况。由于知识发现具有高度领域相关的特点,因此对应用领域的深刻理解是提出恰当问题的重要保证。此外,即使恰当的问题被提了出来,如果用户缺少对领域的正确理解,那他很有可能会陷入错误的数据预处理和(或)模型选择中,从而降低了最终的知识发现可靠性。换句话说,如果对领域理解不够,会导致挖掘出的结果与应用领域脱节,从而导致可靠性问题。因此,我们将领域作为PBRF-KD框架中的第二种可靠性相关因素。

为进行有效的领域理解,需要收集应用领域的相关信息,包括背景、分析动机、问题领域、资源状况、限制条件和相关假设等等。一般来说,这些任务对于数据分析者来讲会比较困难,而对于领域专家而言则相对容易。根据实践经验我们知道,缺少领域专家或具有足够领域知识的人,很容易导致知识发现过程中的错误行为。这些错误行为往往会产生不正确或无意义的结果,从而使得该知识发现不可靠。因此,我们设计一度量 M_2 以衡量领域因素对知识发现可靠性的影响:

$$M_2 = \begin{cases} 1 & \text{if}(N_{\text{domain}}/N_{\text{all}}) \geq M_t \\ N_{\text{domain}}/(N_{\text{all}} \times M_t) & \text{otherwise} \end{cases} \tag{3.6}$$

这里的 N_{all} 代表某知识发现项目的参与人数,N_{domain} 表示项目中具有足够领域知识的人数。通常来说,($N_{\text{domain}}/N_{\text{all}}$)的值会小于1,因为要求所有数据分析人员都具有领域知识往往是不太现实的。不过,该值也不能太小，否则知识发现就会面临可靠性的问题。M_t 是（N_{domain}/N_{all}）的一个阈值，通常根据应用的复杂性设定。当（N_{domain}/N_{all}）$\geqslant M_t$，我们认为知识发现参与者包含足够的领域知识，因此不会影响知识发现可靠性（$M_2=1$）。通过 M_t 进行正规化后，M_2 成为一个值域为[0,1]的度量，以反映领域这一因素对知识发现可靠性的影响。

3.2.3.3　数据质量

PBRF-KD 中的第二阶段为数据理解（Data Understanding）。该阶段的可能任务包括收集数据、检查数据，并确定数据质量问题。在 PBRF-KD 框架中，此阶段的可靠性相关因素主要为数据质量（data quality）。

该因素是指数据质量状况如何，以及数据质量的主要问题是否被清楚识别。数据质量是知识发现中的一个关键因素，因为足够的数据质量是高可靠性的必要非充分条件。数据质量不满足要求，会引起数据中的偏见甚至错误，从而可能导致偏见或不可信的模型和结果。

数据质量这一主题在很多文献中被涉及，其中有大量文献论及数据质量的维度和各维度间的关系。1987 年，Ballou et al.[64]归纳了数据质量的关键维度：正确性（accuracy）、及时性（timeliness）、完整性（completeness）和一致性（consistency）。1995 年，Wang et al.[65]进一步提出了数据质量维度的一个层次模型，并定义可访问（accessible）、可理解（interpretable）、可用（useful）和可信任（believable）为层次模型中的四种基本维度。基于这项工作，Wang et al.[66]于 1996 年对层次中的维度进行了更详尽的研究。此方面的综述可参见 2005 年的文献[67]。正如 Kulikowski[68]所指出的，描述数据质量维度的通用集合并不存在，这些维度需要根据应用领域的特点进行选择。通过分析已有文献中涉及的数据质量维度，我们选出了其中与 KDR 有关的那些维度，并参照文献[65]，将这些维度整合为一个知识发现中数据质量维度的层次模型，如图 3-4 所示：

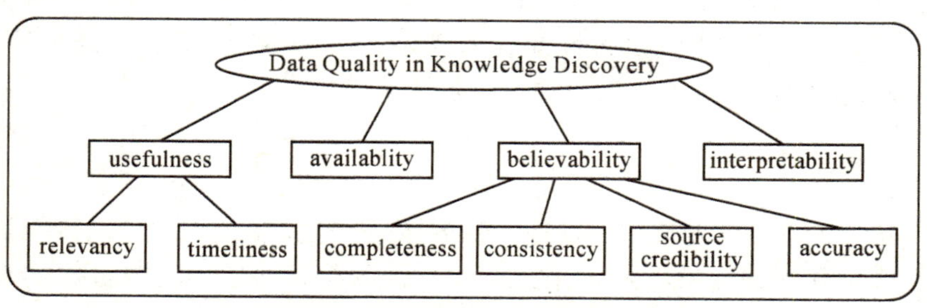

图 3-4　知识发现中数据质量维度的层次模型

让我们依次来看图 3-4 模型中的几种维度。

第一，availability(可获取性)维度是指知识发现中用户可访问数据的程度。该维度与样本大小(sample size)密切相关，因此可对知识发现可靠性产生影响。一个足够大的样本集是产生更准确模型的重要条件。从一方面来说，当样本空间过小时，这一样本集本身及从中学习出来的模型很有可能包含某些偏见(bias)，这些偏见会影响最终的知识发现可靠性。从另一方面来说，当样本空间太大时，很多数据挖掘算法都无法有效运行，从而也影响了知识发现可靠性。

第二，usefulness(可用性)维度是指数据是否属于问题范畴(relevancy)，以及数据是否过时(timeliness)。基于不相关或过时数据所做出的知识发现，带来的往往是无意义的结果，因此也降低了知识发现可靠性。

第三，interpretability(可理解性)维度是指数据是否表达在合适的粒度、语法和语义中，使得知识发现用户能理解数据、机器能处理数据。当数据在某方面不可理解时，用户就不知道如何处理这些数据，更不用说从中抽取可靠知识了。因此，可理解性也和知识发现可靠性密切相关。

第四，believability(可信任性)是指数据本身是否是可以信任的。为使得知识发现可靠，数据本身也应是可以信任的，相关的子维度包括 completeness(完整性，即某分析属性用到的所有值都非空)，consistency(一致性，即同一数据的表达在所有记录中都保持一致)，source credibility(来源可信度，即数据来源真实可信)，以及 accuracy(正确性，即数据记录的值与真实情况相符)。对这些数据质量要求的违背，会导致数据中本不应有的偏见甚至错误，从而使得模型和知识也带上偏见或不可信，从而影响知识发现可靠性。

图 3-4 模型中的层级结构显示了影响知识发现可靠性的数据质量维度。因此，我们可以运用这些数据质量维度去衡量数据质量这一因素对知识发现可靠性的影响，如下所示：

$$M_3 = Q_{\text{availability}} \times Q_{\text{usefulness}} \times Q_{\text{interpretability}} \times Q_{\text{believability}} \tag{3.7}$$

$$\text{where} \quad Q_{\text{usefulness}} = Q_{\text{relevancy}} \times Q_{\text{timeliness}} \tag{3.8}$$

$$\text{and } Q_{\text{believability}} = Q_{\text{completeness}} \times Q_{\text{consistency}} \times Q_{\text{souce credibility}} \times Q_{\text{accuracy}} \tag{3.9}$$

这里，$Q_{\text{dimension}}$是指维度 dimension 的数据质量水平，取值于[0,1]。$Q_{\text{dimension}}$越大，意味着维度 dimension 的数据质量越高。各种估计 $Q_{\text{dimension}}$值的方法可参见数据质量领域的相关文献。我们也可以自己设计评估

$Q_{dimension}$的方法。例如，对于$Q_{completeness}$这一维度，其计算方法可以是对于所有分析相关属性计算该属性值非空的比例。当有多个属性存在时，可以取多属性$Q_{completeness}$的平均值，以得到总体$Q_{completeness}$。通过计算所有的$Q_{dimension}$，我们可以得到度量M_3，以评估数据质量这一因素对知识发现可靠性的影响。

3.2.3.4 数据预处理

PBRF-KD中的第三阶段为数据理解(Data Understanding)。该阶段的可能任务包括数据选择、清洗、转换和集成。当有多个不同质量的数据源时，可以参考从数据源中选择可信数据的方法。[69]该阶段内的其他任务则可归纳为数据预处理。在PBRF-KD框架中，第三阶段的可靠性相关因素主要为数据预处理(Data Preprocessing)。

该因素是指是否能有效实施必要的数据预处理。如果缺乏必要的数据预处理，那么数据质量问题就难以得到修补，与数据质量相关的问题也因此依然存在。在实践中，数据预处理往往是知识发现过程中最花费时间的部分。Fayyad et al.[70]曾指出：在一个典型的知识发现过程中，大部分时间都花在抽取和处理数据上。另一项研究则得出这样的结论：在知识发现实践中，有50%～80%的时间和精力会用在预处理任务上。[71]这一现象背后的原因是现今的实际数据集中容易包含噪声、缺失值、不一致等数据质量问题，从而大大影响了知识发现的有效性。上一阶段(数据理解)是在数据集中找出这些数据质量问题，而这一阶段则是对这些数据质量问题的修正和解决。通过实施必要的数据预处理，数据质量就能得到提高，从而使得结果更加可靠。

为保证本阶段的可靠性，需要在数据集合适的子集中，采用合适的预处理算法，对上一阶段所发现的数据质量问题进行处理。典型的数据质量问题可被归为四类[4]。第一类是数据清洗(Data Cleaning)，包括填补缺失值、去除噪声数据、解决不一致性等。第二类是数据集成(Data Integration)，即从多个数据源中集成目标数据集。第三类是数据转换(Data Transformation)，包括normalization和aggregation等方法。第四类是数据约简(Data Reduction)，即从数据集中约简出一个用于分析的子集，而这样的约简又不会对结果产生太大影响。这里，我们提出度量M_4以衡量数据预处理因素对知识发现可靠性的影响：

$$M_4 = PMatching\ (T_d, D_{DQP}, M_{DP}) \tag{3.10}$$

这里的T_d代表数据的类型(如数值型numerical，类别型categorical

等），D_{DQP}代表发生数据质量问题的维度（如一致性、完整性等），M_{DP}代表数据预处理的方法（如 Mean Imputation, Mode Imputation 等）。$PMatching(A,B,C)$是一预处理匹配函数，取值于0到1。当A, B, C匹配时，$PMatching(A,B,C)=1$。在不合适的维度或数据类型上采用预处理算法时，会降低M_4的值。此处的问题是如何知道这三者是否匹配。有一种解决方案是从实践和理论出发，为每一应用领域建立预处理匹配库（Preprocessing Matching Library）。当某一匹配组合被提出且不在库中时，我们就可以在实践中尝试这一组合，并把实践结果存为库中的一条预处理匹配规则。

3.2.3.5 模型选择

PBRF-KD中的第四阶段为建模（Modeling）。该阶段的可能任务包括选择并应用合适的数据挖掘算法，并调整其参数值。由于数据挖掘算法的选择和运行属于这一阶段，因此建模吸引了数据挖掘学界的较多关注。过去的20年中，有大量研究着力于研发高效的数据挖掘算法，以提高其准确性、性能、可扩展性等。相对来说，知识发现的其他方面，所受到的关注就少得多。CRISP-DM模型被提出的一大目的就是修正这一趋势，这也是我们何以考虑从整个知识发现过程的角度提出PBRF-KD框架的一部分原因。在PBRF-KD框架中，第四阶段的可靠性相关因素主要为模型选择（Model Selection）。

该因素是指数据挖掘的模型是否被正确选择和应用。对于知识发现来讲，应用不合适的模型，往往导致带偏的、不正确的，甚至无意义的结果，从而降低了知识发现可靠性。为保证可靠性，此处重要的并非是数据挖掘算法的高性能或可扩展性，而是模型与问题的适合程度。在业务理解阶段，知识发现的目标已被确立。根据那一阶段设定的技术目标，数据挖掘问题类型也随之确定，如分类、关联分析等等。通常来说，给定问题类型，有多种模型可以选择。以分类问题为例，可选的模型包括 K-Nearest neighbor, Decision tree, SVM, Genetic Algorithms, Neural Networks 等。这些方法都可以用来分类数据，但在不同的场合它们的合适程度却不相同。比如，训练集的大小，对于这些分类模型的效果会产生较大影响。[72]因此，给定数据挖掘应用，需要根据应用领域、问题和数据的特点，选择相应的模型。此处存在的问题是如何进行这样的选择。与M_4中介绍的方法一样，这里我们可以引入模型匹配库（Model Matching Library）。针对每一个应用领域，我们可以建立相应的模型匹配库。这里，我们提出度量 M_5 以衡量模型选择因素对知识发现可靠性的影响：

$$M_5 = MMatching\ (PT, C_d, MD) \tag{3.11}$$

这里的 PT 代表数据挖掘问题类型(Data Mining Problem Type)，C_d 代表数据的特征，MD 代表模型。$MMatching$()是模型匹配函数，取值于 0 到 1，其中 1 代表 100%匹配。对不同的应用来讲，C_d 的内容会不同。常见的 C_d 属性包括数据的种类、数据集的大小、训练集的大小、数据的均值/方差、数据中的类别数目、类别之间的平衡程度等等。给定 PT，C_d 和 MD，我们可以从理论或实践中得到 M_5 的值，并将(PT，C_d，MD)作为一条规则存储于模型匹配库中。这些规则可用于以后的模型选择。当这样的匹配库足够大时，模型选择就变得相对容易：给定 PT 和 C_d，搜索库中使得 M_5 值最大的 MD。通过这一方式，就可以选择出合适的模型，从而使知识发现更加可靠。

3.2.3.6 评估方法

PBRF-KD 中的第五阶段为评估(Evaluation)。该阶段的可能任务包括评估上一阶段建立的模型，并考察该模型是否符合知识发现的目标。在 PBRF-KD 框架中，第五阶段的可靠性相关因素主要为评估方法(evaluation method)。

该因素是指知识发现项目的输出如何评估。高质量的知识库或具有丰富知识的用户，会使得评估更加可信，从而增加了知识发现可靠性。描述知识发现项目的输出可以参考下式[62]：$RESULTS = MODELS + FINDINGS$。在这一式子中，知识发现项目的输出不仅仅是用以抽取知识的模型，而且还包括从应用领域来看有一定意义和价值的发现。这里对模型的评估主要是看该模型是否符合用户在第一阶段中设立的目标，并检查是否有其他原因导致模型的缺陷。对所发现知识(Discovered Knowledge)的评估可以有两种途径方式。第一种是通过已有的文献或知识库验证(称为知识库验证，Knowledgebase Verifying)。知识库验证的评估可以通过手工或自动的方式，而其可靠性很大程度上取决于文献或知识库的质量。当用户并没有高质量的知识库时，第二种途径是通过自己的知识和经验进行直接判断(称为人工验证，Human Checking)。人工验证的可靠性很大程度上取决于用户拥有多少领域知识和相关经验。这里，我们引入度量 M_6 以衡量评估方法因素对知识发现可靠性的影响：

$$M_6 = \frac{N_{REKV}}{N_{RE}} \times Q_K + \frac{N_{REHC}}{N_{RE}} \times \frac{N_{HEE}}{N_{HE}} \tag{3.12}$$

这里的 N_{RE} 代表被评估的结果总数，N_{REKV} 代表通过知识库验证这一途径进行评估的结果总数，Q_K 代表评估中所用的知识库的质量，N_{REHC} 代表通过人工验证这一途径进行评估的结果总数，N_{HE} 代表参与人工验证的用户总数，而 N_{HEE} 代表参与人工验证的用户中具有领域知识者的总数。这里，知识库验证的可靠性由 Q_K 进行估计。由于知识库本身可以视为数据集，因此可以借鉴前面 3.2.3.3 小节中所涉及的计算 M_3 的方法来计算 Q_K 的值。人工验证的可靠性则由 N_{REHC}/N_{HE} 进行估计，这里的 N_{REHC}/N_{HE} 反映了人工验证参与者中拥有领域知识者的比例。

3.2.3.7 部署机制

PBRF-KD 中的最后一个阶段为部署（Deployment）。该阶段的可能任务包括知识和模型的部署、监测和维护，产生相关报告等。在 PBRF-KD 框架中，第六阶段的可靠性相关因素主要为部署机制（Deployment Mechanism）。

该因素是指知识和模型是否被正确部署，以及其部署结果是否被及时返回。一套包含监测和反馈环节的、设计良好的部署机制，可以对下一轮知识发现的可靠性产生积极影响。通常来说，部署阶段在很多知识发现实验中并不存在。但是，一个完整的知识发现项目，应该包含这一阶段。知识发现的主要目的之一就是从数据中抽取有意义的知识，以支持商业决策或科研研究。在很多情况下，知识发现的过程需要花费大量时间和成本。因此，从性价比的角度来讲，最好能充分利用从知识发现中所获取的知识。当一个知识发现过程进入部署阶段时，往往意味着所抽取出来的知识在一定程度上是有用的，用户期望能通过部署对商业或科研带来益处。

为保证可靠的知识发现，我们需要仔细考虑部署机制。在某些情况下，所发现的知识会被集成到决策系统的知识库中，从而对相关的决策产生影响。在某些知识发现项目中，所建立的模型甚至被天天利用。但是，无论所发现的知识是在商业决策还是科学研究中被用到，用户应有一套监测程序去避免数据挖掘结果被错误运用。更重要的是，当部署的结果显示某些发现的知识在现实世界中有效时，这一结果需要被及时反馈。这样的反馈机制有助于用户从实践中得到当前知识的可靠评估。基于这一反馈结果，用户就可以调整下一轮的知识发现，从而导致更高的知识发现可靠性。总的来说，有些部署机制会影响知识发现可靠性（准确地说，是下一轮知识发现的可靠性），包括知识和模型的部署是否被有效监测，以及部署结果是否被及时反馈。这里，我们引入度量 M_7 以衡量部署机制因素对知识发现可靠性的影响：

$$M_7 = \frac{Exist(monitor) + Exist(feedback)}{2} \tag{3.13}$$

这里的 $Exist(monitor)$ 函数代表部署中是否有监测机制，$Exist(feedback)$ 函数代表部署中是否有反馈机制。两个函数都是 0,1 取值，当部署分别包含监测/反馈机制时，其值为 1，否则为 0。

3.2.3.8　PBRF-KD 小结

基于上面讨论的 6 个阶段和 7 种因素，以及对每一因素讨论中所提出的 M_i 度量，PBRF-KD 框架中的公式(3.2)可以被扩展。对于任何一轮知识发现来说，从过程 P 中所挖掘出的知识 k，其可靠性可以用下面的公式进行估计：

$$\hat{R}(K) = R(P) = \prod_{j=1}^{6} R(St_j) \cong \prod_{j=1}^{7} M_j \tag{3.14}$$

总的来说，上述的 6 个阶段和 7 种因素，构成了 PBRF-KD 框架的核心。面对任何一个知识发现项目或任务，PBRF-KD 框架给用户提供了一整套针对可靠性问题的参考蓝本。这一蓝本有助于用户从知识发现项目的一开始就对可靠性予以充分关注，并将这种关注一直保持到知识发现过程结束为止。

3.3　PBRF-KD 在中医药领域的应用

作为一个与模型/应用无关的框架，PBRF-KD 为知识发现可靠性分析提供了一种统一的视图，因而能适用于任一现实世界中的知识发现任务。对于一项知识发现任务来说，我们可以运用 PBRF-KD 框架去分析该领域知识发现中的可靠性问题，并根据分析结果采取措施以提高其可靠性。在本节中，我们通过一个真实世界中的应用案例来阐明 PBRF-KD 框架的作用。在这里，我们应用 PBRF-KD 框架的领域是中医药。近年来，基于中医药信息化的成果，我们在中医药领域开展了一系列的知识发现探索[16][28][30][31][33][36][42][48][73][74][75][76][77][78][79][80][81][82]，并在知识发现可靠性方面积累了一定的经验。正如在 1.2.4 小节中所介绍的那样，中医药领域具有含义丰富、表达多样化的语言特性，而其数据质量又具有一定问题，所以中医药去芜存精的发展趋势更对知识发现的可靠性提出了新要求。因此，迫切需要在中医药领域进行知识发现可靠性研究。从近年来的研究中，我们得出一个基本结论，即应在知识发现的整个过程中对知识发现可靠性加以考虑，而提高知识发现可靠性也应从每一个阶段着手。这一结论也与 PBRF-KD 框架的本质相吻合。在本节中，我们将运用 PBRF-KD 框架去分析中医药知识发现过程中的每一阶段，并按照知识发现阶段的顺序，结合 PBRF-KD 框架介绍我们在实践中所积累起来的知识发现可靠性相关经验。

3.3.1　中医药知识发现中的目标

根据 PBRF-KD 框架，在一项知识发现项目中需要确定两类目标：应用目标和技术目标，而技术目标决定了数据挖掘问题类型。这里，从应用目标到数据挖掘问题类型的转化会影响知识发现可靠性。例如，在一项中医药知识发现实验中，应用目标是“了解多种中药的配伍规律”。一开始，我们把这一应用目标转化为“将中药归类到不同的配伍组中去”（技术目标），而对应的数据挖掘问题类型则是分类。然而，在几次分类实验之后，我们发现这样的分类并不能有效反映中药之间的关系，因此所产生的结果也是不可靠的。我们同时发现，对这一应用目标，更合适的数据挖掘问题类型应是关联分析（如频繁模式分析、关联规则挖掘等）。随后的实验也证实了关联分析相比分类能产生对中药配伍规律更有意义的结果，即符合应用目标。在这一过程中，PT_{AG}＝“关联分析”，而初始的 PT_u＝“分类”，因此 M_1 值为 0。也就是说，应用不合适的数据挖掘问题类型，会使得结果完全不可靠。当我们把 PT_u 设为“关联分析”时，M_1 值为 1，这也意味着合适的数据挖掘问题类型能保证这一步骤中的知识发现可靠性。

正如上例所示，在实践中我们往往无法在一开始就设立正确的目标。这里，知识发现过程的循环特性可以帮助我们。在 PBRF-KD 框架中，经过一轮 6 阶段的知识发现过程后，有时候我们可以对欲解决的问题和数据挖掘类型有更深入的了解。在这类情况下，技术目标就能逐渐得到修正，新一轮的知识发现也因此能产生更可靠的结果。

3.3.2　中医药知识发现中的领域

在中医药知识发现的早期实践中，我们在“领域”这一因素上吃了不少亏。由于中医药是个高度复杂的领域，在这一领域进行知识发现需要参与者具有较高的领域知识（我们设 M_t 为 0.4）。然而，在我们的早期实践中，11 人的中医药数据挖掘小组中仅仅有两人具有中医药背景，而且这两人还是在另外一个城市（大部分成员来自浙江大学，因此在杭州；而这两人来自中国中医科学院，因此在北京），这就意味着 M_2 值仅仅为 0.45。现实实践也说明了这一低 M_2 值确实影响了结果。由于对中医药缺乏足够的了解，这 11 人无法提出合适的目标，也缺少一些必要的预处理（如在大部分中药配伍规律分析中不知道应该去除“甘草”），因此所得到的结果往往是不准确甚至无意义的，从而影响了知识发现可靠性。经过这一时期后，我们吃一堑长一智，通过两种途径改善这一状况。一方面，我们在知识发现小组中引入了更多的中医药研究者；另一方面，实验室在组内组织了中医药学习小组，并加强了与中医药专家的交流，从而增强了参与者对中医药领域的了解。这两种途径使得 N_{domain} 得到了提高，因而提高了 M_2 值。在此之后，我们就更容易设定出更合适的目标（如 3.3.1 中的例子），也更容易得到从中医药视角看来更有意义的结果，从而使知识发现可靠性得到提高。

3.3.3 中医药知识发现中的数据质量

在 PBRF-KD 框架中，数据质量是影响知识发现可靠性最重要的因素之一。为保证知识发现可靠性，当有多个数据源存在时，应选择其中数据质量较高者；对于同一数据集，有时候也需要选择其中质量较高的部分数据子集。因此，需要在数据质量层次模型的各个维度上，充分弄清数据集的数据质量（见图 3-4）。在中医药知识发现的实践中，我们发现主要的数据质量问题存在于以下的四种维度上：

（1）完整性（completeness）。部分中医药数据字段值缺失，是中医药数据面临的一大问题。相关的分析和讨论可参见第 4 章。

（2）可理解性（interpretability）。这里主要是指中医药数据的表达粒度存在问题，影响数据的使用和分析。相关的分析和讨论可参见第 5 章。

（3）一致性（consistency）。中医药数据存在较多的表达不一致情况（如一义多词等）。相关的分析和讨论可参见第 5 章。

（4）来源可信度（source credibility）。部分中医药数据由来源不同、可信程度不同的数据混合而成。相关的分析和讨论可参见第 6 章。

以上四种问题，是中医药知识发现中与数据质量相关的主要问题。

为避免产生“garbage-in-garbage-out”的结果，以提高知识发现可靠性，我们必须清楚地了解数据中存在的这些问题，并加以改善和优化。

3.3.4 中医药知识发现中的数据预处理

根据PBRF-KD框架，低质量的数据对知识发现所产生结果的可靠性，会产生消极影响，这点也在很多知识发现研究中得到证实。[83]在中医药领域，由于前面小节提到的那些数据质量问题，更加需要进行必要的数据预处理。蒋永光等[25]曾指出，在中医药方剂配伍规律的知识发现中，数据预处理是其中的关键。由于数据预处理往往需耗费大量的时间，数据分析者需要留出足够的时间和精力来进行必要的数据预处理。对于3.3.3小节中提到的数据质量问题，我们分别提出了相关的优化方法。

(1)对于数据完整性问题，提出了基于顺序半相关度量的文本缺失字段填补方法，以及基于M-Similarity的多标签文本分类方法。具体可参见4.2节。

(2)对于可理解性问题，提出基于规则的表达粒度细分方法，具体可参见5.2.1节。

(3)对于一致性问题，提出基于本体的表达一致化方法，具体可参见5.2.2节。

(4)对于来源可信度问题，提出两种数据可信度衡量方法，以及基于数据可信度的加权频繁模式挖掘算法。具体可参见6.2和6.3节。

3.3.5 中医药知识发现中的模型选择

在中医药领域中，模型选择也会对知识发现可靠性产生重要影响。例如，在方剂药物共现模式的知识发现中，早期我们采用的模型为频繁模式和关联规则。[28]此后，随着对中医药理解的加深，我们认识到对于此问题运用传统模型已不足够。[73]尽管在很多领域中出现频率很高的itemset往往意味着重要发现，但在中医药方剂中并不总是这样。例如，作为一种具有增效减毒调和作用的中药，甘草在各类方剂中广泛应用。因此，由频繁模式和关联规则所发现的甘草与其他药物的频繁共现模式，在很多场合下都没有太大意义，因而也不是我们所想要的。对于中医药方剂来讲，interesting itemsets和规则往往具有低支持度和高置信度。考虑一个药对A和B，如果A和B在方剂中频繁共现，但A的存在不能增加B存在的概率，那么这往往意味着B是一种调和作用的中药，用以调和其他中药的药效或副作用(类似于甘草)。这样产生的模式 A 和 B,往往也不是我们想要的。由于不能对这种状况加以区分,传统的频繁模式和关联规则在这一问题上的效果就有所欠缺。为解决这一问题,我们引入了 Correlation Mining 模型。基于一种新的兴趣度度量 Corr-Confidence, Zhou et al.[30]提出了关联且相关规则挖掘。实验证明,与传统模型相比,关联且相关规则挖掘能产生更有意义、更可靠的中医药方剂模式。在这一情况下,我们就可以把相应的问题类型、数据特点、适用模型及估计的 M_5 值,存为一条模型匹配库中的模型匹配规则,供后续的知识发现任务参考。

3.3.6 中医药知识发现中的评估方法

合适的评估方法有助于保证所发现知识的可靠性。如上所述,这里我们主要采用两种方法来进行评估。第一种是与文献或知识库中的结果进行匹配(知识库验证),第二种是通过具有领域知识的专家进行验证(人工验证)。在中医药领域的知识发现中,两种方法都得到了运用。例如,在药对发现中,我们主要采用知识库验证。[73]与药对数据库(Database of Paired Drugs,DPD)记录相吻合的药对,被认为是具有高可靠性的药对。对于未能匹配的药对,需要由专家进行进一步的分析和检验。另一个通过文献验证的例子,是在基于 MEDLINE 和中医药文献发现基因—证候关系的文本挖掘中。[36]我们在 2004 年所发现肾阳虚证与 CRF(C1q-related factor)基因的关系,可以在 1990 年的文献中得到证实。[84]在这些知识库验证的情况下,评估的可靠性受知识库或文献质量的影响。这里由于 DPD 和文献[84]都被认为具有较高的可靠性,因此我们认为由此产生的评估也是可靠的。总的来说,当具有高质量的知识库,或者足够数量的领域专家参与时,我们认为相关的评估也是可靠的。

3.3.7 中医药知识发现中的部署机制

根据 PBRF-KD 框架,部署机制也会对知识发现可靠性产生影响,这里往往是指下一轮知识发现过程的知识发现可靠性。知识发现进入部署阶段时,所发现的知识往往会被集成到决策支持系统中加以使用。在有些知识发现项目中,知识发现所建立起来的模型甚至被应用在每日更新的数据库中。为保证知识发现可靠性,需要对这样的部署加以监测,并收集相关反馈,从而可以根据反馈结果,在下一轮知识发现时做相关调整,以提高知识发现可靠性。这里的一个例子是我们建立的文本挖掘模型。[36]由于这一模型的输入来自MEDLINE和中医药文献，而这两者更新频率很高，因此我们可以每日应用这一模型去发现基因—证候关系。一套监测系统可在这里进行部署，以监测这些文献系统是否更新，以及基于这些新材料的挖掘结果是否被收集并反馈给中医药专家。当某些基因—证候关系的相关研究发表时，这些研究的结果也可以被反馈到这一系统中。根据反馈结果，我们可以调整当前文本挖掘的相关参数，并进行新一轮的实验。也就是说，部署结果可以提高下一轮知识发现的可靠性。在这一例子中，监测和反馈机制都存在，因此M_7值为1，这意味着此处的部署被认为是可靠的。

3.4　本章小结

知识发现可靠性是知识发现领域的一个新兴而重要的主题。迄今为止，还没有一项研究从知识发现整个生命周期的各个阶段对可靠性问题进行探讨。因此，针对知识发现可靠性的共同主题，进行系统化的总结和梳理，已成为知识发现可靠性研究的一大迫切需要。

本章即为这方面的一项探索性研究。本章在提出知识发现可靠性的过程视角基础上，给出了一般知识发现过程中的可靠性框架，并将其扩展到基于CRISP-DM的可靠性框架PBRF-KD中。随后，归纳并分析了PBRF-KD框架中的7种可靠性相关因素。在此基础上，我们将PBRF-KD应用于中医药领域，并结合中医药实践讨论中医药知识发现中的这7种可靠性因素。

在后面三章中，我们将针对中医药知识发现中比较突出的可靠性问题，重点探讨中医药知识发现中的结构性因素、表达性因素和信任性因素三大问题。总的来说，这些因素的分析和优化基本属于PBRF-KD框架中的数据质量和数据预处理的范畴。这也与现实情况一致，正如Fayyad et al.[70]所指出的，在一个典型的知识发现过程中，大部分时间都花在抽取和处理数据上。而另一项研究[71]也指出，在知识发现实践中，有50%到80%的时间和精力会用在预处理任务上。对于数据质量差、表达多样化的中医药领域来讲，对知识发现可靠性产生最大影响的，也在数据质量和数据预处理上。因此，本书将结合实践中的经验，在后续章节中对其中的代表性因素（结构性、表达性和信任性因素）做详细论述。

第4章 结构性因素的分析与优化

本章首先分析了中医药知识发现中与结构相关的可靠性因素，主要指数据完整性。对于数据完整性，分属性缺失和属性值缺失两种情况进行了情况分析和原因讨论。随后，针对中医药数据中典型的两类数据完整性问题，提出了相关优化方法。其中，针对文本性字段的完整性问题，提出基于顺序半相关度量的中医药文本缺失字段填补方法；针对中医药文献类别标签缺失的问题，提出基于 M-Similarity 的多标签文本分类方法。

4.1 中医药知识发现中的结构性因素

在中医药知识发现中，与其可靠性相关的因素中，有一类与结构有关，称为结构性因素。这里所指的结构，不仅包括知识发现源数据的结构，同时也包括整个知识发现的流程结构。要想保证中医药知识发现的可靠性，其源数据必须具有良好的结构；与此同时，其知识发现的整个流程，也必须是良构的。在实践中，我们发现，在中医药知识发现中比较重要的结构性因素包含流程完整性和数据完整性两种。

流程完整性是指知识发现的整个流程是否完整。从研究知识发现的学术界来讲，无论是 KDD，PKDD，PAKDD，ADMA 这样的国际会议，还是 DMKD，TKDE，KDD，KAIS 这样的国际期刊，对于知识发现流程中的各个步骤，关注力度区别很大。这些学术会议和期刊通常注重于数据挖掘算法，即知识发现流程中的“数据挖掘”这一步骤，而对于流程中其他几个步骤的关注，相对来说要少得多。而从知识发现的实践来讲，数据挖掘算法固然重要，但往往花费时间和精力更多的是其他几个步骤，而这些步骤是否缺失，对于知识发现的可靠性影响很大。对于流程完整性来讲，可以应用第 3 章所提出的 PBRF-KD 框架，从 6 个阶段考察其流程是否完整，因此本章就不再做介绍。

在知识发现的语义范畴内，数据完整性是指作为知识发现的源数据，其与知识发现任务相关的属性，或者属性的值，是否有缺失。数据完整性与可靠性的关系很容易理解：如果所需执行的知识发现任务，其需用到的数据属性在数据库中根本没有记录，那么这样的知识发现任务就无从着手，更不用谈可靠与否；如果需要的数据属性存在，但存在一定的缺失，那么基于这样非完整的数据所做出的分析结果，往往也是带有一定的偏见，从而降低了 KDR。

4.1.1　数据完整性分析——属性的缺失

对于知识发现来讲，数据中某个相关属性的整体缺失，会导致数据挖掘算法无法正常运行，产生不了所需的结果，从而在根本上破坏 KDR。因此，相关属性的存在，是保证 KDR 的前提条件之一。属性的缺失，其原因是多方面的，与数据采集、存储和利用的整个过程都有关系。

从数据采集阶段来讲，由于此阶段有时与后续的分析需求并未挂钩，用户在数据采集时往往并未收集此分析相关属性的数据。或者，尽管用户意识到某一方面的属性对于以后的分析可能有用，但是，由于采集该属性可能需要花费大量的人力或物力，用户出于成本等因素的考虑，并未将其采集下来。

从数据存储阶段来讲，由于某些数据存储方在数据模式上设计不合理，或者认为某些属性不重要，没有必要存储。因此在数据存储阶段，没有在数据库、数据仓库上设置相应的存储字段，会导致属性缺失。有时候，也因为原来的系统格式限定过于严格，扩展性不强，无法适应新数据的格式需求，使得用户也只能放弃采集回来的部分属性。

从数据利用阶段来讲，有时候数据采集/存储方出于对成本、安全等方面的考虑，并不会将数据完全开放给分析者。通过对数据的开放程度进行限定，使得用户只能访问到一部分数据库中的一部分表，甚至一部分字段（属性）。在这里，并非数据的该属性不存在，而是没有权限访问，但从分析者的角度来看，仍可视为属性缺失。

4.1.2 数据完整性分析——属性值的缺失

对于知识发现来讲，更为常见的数据缺失情况是属性值的缺失。也就是说，某些属性的值一部分可以获得，另一部分缺失。属性值的缺失，原因也是多方面的，也可以从数据采集、存储和利用三个阶段来分析。

从数据采集阶段来讲，有时候出于成本考虑，很多时候只采集了一部分，甚至一小部分数据，使得部分属性值缺失。另外一个可能的原因是数据采集对象的不配合，即对方不愿意提供这方面的信息。这个原因在医学当中很常见，比如在医院里，有些患者并不愿意提供非常详细的个人信息，或者抵制某些实验室检查或疗法，导致这些患者的相关信息在 HIS/EMR 系统中缺失。又比如在一系列医学追踪研究中，有些患者因为自觉康复或者转变疗法等原因中途退出了原来的医学研究计划，使得该患者在某个时间点后的相关属性值均告缺失。

从数据存储阶段来讲，有时候数据存储系统的格式限定过于严格，可伸缩性不强(比如某数据字段长度设置得过小)。在此情况下，当一批具有不同格式或特点的新数据采集回来时，原系统不支持其中某些数据的格式或特点，使得这部分属性值无法存储(比如部分新数据的长度超过了原字段所设置的最大长度)。另外一种常见的原因是人工输入系统时发生错误，比如写错了字、输错了数字、打错了符号等。另外一种情况是当多个数据集融合时，某些数据集的属性较多，而这些属性在其他数据集当中并不存在，在此情况下发生的数据集融合，其结果数据集的这些属性就会发生部分值缺失的状况。比如对于中医药古代方剂数据来讲，来源于不同朝代的医书，其方剂信息所记载的属性并不相同，当要融合这些不同朝代的方剂时，就会使得某些属性(如功效)产生部分值的缺失。

从数据利用阶段来讲，同样出于成本、安全等方面的考虑，有时候数据采集/存储方只愿意提供一部分数据。当数据提供方通过采样等方式只提供整个数据集中的部分数据时，即使这部分数据的所有字段信息完整，相对于整个数据集来讲，仍可视为属性值缺失。有时候，数据提供方也会人为地加入一些缺失值，甚至加入一些噪声，以保护数据来源方的隐私(这点在医学上比较常见)。在这种情况下，当加入的是缺失值时，也会导致部分属性值的缺失。

4.2 结构性因素优化方法

对于上述的结构性因素(即数据完整性),本节将介绍相应的优化方法。其中,针对文本性字段的完整性问题,提出了基于顺序半相关度量的中医药文本缺失字段填补方法;针对中医药文献类别标签缺失的问题,提出了基于 M-Similarity 的多标签文本分类方法。下面对这两种优化方法分别做一介绍。

4.2.1 基于顺序半相关度量的文本缺失字段填补方法

随着高精度、高通量数据采集设备和高容量存储介质的大规模普及,每天有越来越多的数据在不断地产生。在这些数据中,很大一部分是非结构化的(如文本),或者半结构化的(如 html 和 xml)。为使用户能访问这些材料,这些文本被存储在数据库中的不同字段中,通常每个这样的字段都可视为一段非结构化的文本。此外,对于很多领域来说,历史上所积累起来的大量领域信息和知识也被存储在数据库中,且很大一部分也是文本型字段。对于中医药领域来讲,也具有这个特点。从近年来对中医药在几千年历史中所积累起来的数据进行数字化工作来看,大部分数据是文本型的。然而,在这些文本数据中,由于历史原因,某些字段中相当一部分值是缺失的,这使得数据完整性受到了破坏,并大大影响了基于这些数据进行的后续挖掘和分析工作。因此,要对中医药的数据完整性这一因素进行优化,必须解决文本型缺失字段的填补问题。

常见的数据缺失填补方法包括平均值填补(mean imputation)、众数填补(mode imputation)和基于回归的填补(imputation by regression)等。但是,这些方法更适用于结构化数据,而不是非结构化的文本。由于文本表达的多样化,大量文本的平均值(mean)或众数(median),一般来说是没有意义的;而基于回归的填补方法更适用于数字型或类别型数据(numeric or categorical data)。本节采用基于最近邻匹配(closest fit)的方法来解决这一问题。该方法首先是由 Grzymala-Busse et al.[85]提出用于结构化字段缺失值的填补,我们将这一方法扩展到非结构化的文本上。

在文本型字段的最近邻匹配方法中,一个关键问题是如何衡量两段给定文本的相似度。这一文本比较问题与数个领域相关,包括字符串匹配(string matching)、信息检索(information retrieval)、文本挖掘(text mining)等。为将不同领域所涉及的文本相似度整合成一个框架,我们提出了一种基于顺序的文本相似度分类体系。在这一顺序视角下,我们新提出了一种顺序半相关的文本相似度 M-Similarity[129],应用在缺失值填补中。该相似度结合了三种元素:①单子项匹配(single item matching);②最大序列匹配(maximum sequence matching);③ 潜在匹配(potential matching)。同时,M-Similarity 设置了三个可调参数,增加了其扩展性。我们将基于 M-Similarity 的最近邻匹配方法应用于中医药古代方剂数据库,实验证明该方法的有效性。

4.2.1.1 基于顺序的文本相似度分类体系

两段文本之间的相似度,根据文本比较中子项(item)先后顺序的作用,可分为三类。这里的子项(item)指的是文本比较中的基本单位。子项的粒度随着文本所用语言和具体应用的不同而有所区别。对于采用空格作为基本分隔符的语言来说(比如英语、法语和德语),每个词(word),每个短语(phrase,需要进行短语切分),或者每个字符(character,这种情况很少),都可以看作子项。具体选择词、短语还是字符作为子项粒度,由应用特点决定。对于那些需要分词的语言来说(如汉语、韩语和日语),我们可以把每个字(character)视为 1 个子项。如果这些语言上的分词能有效进行,那么我们也可以把子项粒度从字符级扩展到词级(word level)。此外,根据语言和应用的特点,我们可以采用一些相应的预处理方法,以提升文本比较的效果。例如,对于英语来说,典型的预处理步骤包括停用词消除(stop-word elimination)和词干还原(stemming)等。而对于多词一义和一词多义情况比较多的文本来说,可采用同义词替换(synonymy replacement)和词义消歧(word sense disambiguation,WSD)。经过这些预处理之后,我们就可以计算如下的三类文本相似度。

第一类:顺序相关的相似度(Order-sensitive Similarity)。

在这类相似度中,文本被看作字符串,更准确地说是子项串(string of items)。计算两个字符串的相似度,通常需要采用字符串对齐(string alignment),或者叫字符串匹配(string matching)。从字符串对齐的字面意思看,文本内每个子项的先后顺序在文本比较中是被严格遵循的。也就是说,这里文本匹配是按一个子项一个子项的顺序进行逐一比较的。从这样的两两比较(pairwise alignment)中得到的文本相似度,就属于第一类相似度,即顺序相关的相似度(order-sensitive similarity)。虽然顺序相关的比较与传统的字符串匹配密切相关，但是两者在比较粒度上可以不同。一般来说，传统的字符串匹配都是在字符级（character level）上，而文本比较除了可以在字符级上之外，还可以在其他子项粒度（比如词级）上。基于编辑距离（edit distance）及其变种的文本相似度，都归于此类顺序相关的相似度。

经典的编辑距离由 Levenshtein[86] 首先提出，用以衡量两段字符串之间的相异程度。编辑距离基于动态编程（dynamic programming）的思想，在字符串匹配中允许插入、删除和替换子项。把字符串 A 变为字符串 B，需要经过多少次这样的操作，就把这个次数视为 A 和 B 之间的相异程度。编辑距离的常用变种包括海明距离（hamming distance）、场景距离（episode distance）、最长公共子序列距离（Longest Common Subsequence distance，LCS）等。其中，海明距离由 Sankoff et al.[87] 提出，在编辑距离的操作中排除了插入和删除，只允许替换。场景距离由 Das et al.[88] 在数据挖掘背景下提出，该距离的计算只允许插入操作。LCS 由 Needleman et al.[89] 提出，LCS 在计算过程中从两个字符串中删除 0 到多个字符以得到最长公共子序列。此外还有不少编辑距离的其他变种被提出，用以改善时间复杂性和空间复杂性。在字符串对齐中用到的上述距离，大部分偏重于字符串中的字符这个粒度。实际上，我们也可以把这些相似度扩展到其他子项粒度上，比如词级。

上述这些距离具有一个共同特性，即在文本比较中每一子项之间的先后顺序都是保留的。举例来说，有下面两段文本：A 文本是“There are apples and oranges on the table”，B 文本是“There are oranges and apples on the table”。这里我们把每个词当作一个子项。最简单的匹配操作是交换“apples”和“oranges”这两个词。不过在这类比较中这样的交换难以在一步内完成，因为必须要考虑子项顺序。对于编辑距离和海明距离来说，先需用 A 中的“apples”替换 B 中的“oranges”，再用 A 中的“oranges”替换 B 中的“apples”。场景距离则是无穷大，因为无法通过插入子项的操作把一个文本变为另一个。LCS 则是“There are apples on the table”。可以看到，在这类比较中，文本内原有子项之间的先后顺序都是保持不变的，即使其中的某些子项被替换成其他值。这就是顺序相关相似度的共同特点。

第二类：顺序无关的相似度（Order-insensitive Similarity）。

第二类的文本比较并不局限于字符串的匹配。在这类相似度的计算中，一段文本被当作不同子项组成的一个集合。在文本比较中，文本内各子项之间的先后顺序被忽略，仅仅考虑子项的共现情况（co-occurrence）。我们把符合这一条件的文本相似度定义为顺序无关的相似度。

根据文本的特点，顺序无关相似度可以进一步划分为两个子类。第一种子类适用于相同子项重复出现很少的文本。针对这种文本的两两比较（假设为文本 A 和文本 B），通常仅仅考虑两种情况：对于文本 A 和 B 中某一子项来说，要么仅出现在 A 中或仅出现在 B 中（称为单现），要么同时出现在 A 和 B 中（称为共现）。因此，对于这类的比较来说，就可以计算出共现次数和单现次数，然后基于这些次数计算出某些数学系数（例如 Jaccard[90]），去衡量两子项集合的重合程度。对于长度较短的文本来说，这样计算出来的系数就可以当作文本间的相似度。而当不同子项的数目大到一定值后，可以采用某些更复杂的模型去降低时空复杂度，例如向量空间模型（Vector Space Model，VSM[91]）。在 VSM 中文本被表达为 term 的向量。这里的 term 通常是词或者短语，分别对应于我们定义中的词级子项和短语级子项。由于同一子项的重复出现情况很少，因此用二元向量就可衡量两段文本间的距离。两段文本（向量）间的夹角，就可以当作向量间的相异程度，而夹角余弦就可以看作文本相似度。

第二种子类是同一子项在文本中重复出现的情况。这里，比较的对象通常是长度较长的文本或文档（document）。针对上述情况，仅仅关注一个子项是否共现于两个文本是不够的，因为这样就会无法区分具有相同子项但子项出现频率不同的情况。为有效计算这一情况下的相似度，VSM 引入了 term frequency（简称 tf）这一参数，同时引入了一些打分机制来衡量文档间的相似度。比如在信息检索领域中，常用的一种基于 tf 和 document frequency （简称 df）的计算方法就是由 Robertson et al. 提出[92]的 Okapi weighting 方法。Cornell 大学研究者 Singhal et al.[93]基于 Robertson 的研究，提出了 pivoted normalization weighting 方法。该方法不仅考虑了 tf 和 df，还考虑了文档长度（document length，简称 dl）。这类基于 tf 和 df 的加权方法，通常被称为 tf-idf weighting，广泛应用于文本挖掘、文档查询、文本分类/聚类和文档抄袭检测（document copy detection）等领域。

归纳起来，无论是第一种子类还是第二种子类，其文本内各子项间的先后顺序在计算相似度时完全不被考虑，这就是顺序无关相似度的共同特点。

第三类：顺序半相关的相似度（Order-semisensitive Similarity）。

在这类相似度中，文本仍然被看作子项串（string of items）。因此，这一类与顺序无关相似度的区别就在于其对于文本内子项顺序的部分考虑，在这点上与顺序相关相似度类似。但这里的“半相关”，有着特殊的含义。我们把同时满足以下三个条件的文本相似度定义为顺序半相关的相似度：

(1)以子项块作为比较单位。

顺序相关相似度与顺序半相关相似度的区别首先体现在比较粒度上。前者在单子项的粒度上进行比较，而后者的比较粒度扩展到了子项块(block of items)。这里的子项块在文本比较中是指一组连续匹配的子项。值得注意的是，如果我们把某种顺序相关相似度的比较粒度加以扩大，确实能得到在原子项级别意义上的连续匹配，那我们如何区分这类顺序相关比较与半相关比较呢？这就由下面的第二个条件保证。

(2)匹配中仅考虑局部顺序。

在顺序相关的文本比较中，文本的全局序列(即每一子项在文中出现的全局先后顺序)，都用于这一比较。与此不同的是，在顺序半相关的文本比较中，仅仅考虑每个子项块内部的子项顺序(局部顺序)，而这一子项块在文中出现的位置对比较并没有影响。通过限定局部顺序，我们可以消除如下问题：通过在顺序相关比较中扩大子项粒度，确实能得到在原子项级别意义上的连续匹配，但此时各匹配子项块在文中出现的先后顺序(全局顺序)在比较中依然重要，而这点就和顺序半相关比较不同了。因此，顺序半相关相似度，并不是顺序相关相似度扩大子项粒度后的版本。

(3)每一子项块的大小是动态确定的。

这一条件使得顺序半相关相似度区别于基于短语的向量空间模型(phrase-based VSM[94])。基于短语的向量空间模型用于顺序无关的文本比较。在该模型中，我们把每个短语(即一串词组成的词串)作为比较单元，而并不考虑该短语在文中出现的位置。对于基于短语的向量空间模型来讲，每个短语都是事先由某种知识库或短语库给定的，比如文献[94]中的 UMLS。也就是说，短语空间在文本比较过程中是不变的。这一方法在长文本比较上效率较高，但受限于知识库或短语库的完整性。当文本的长度为短或中时，我们可以考虑让子项块的大小动态确定，这样牺牲了部分效率，换来了对序列信息的更有效利用。此外，当知识库或短语库缺乏，或者质量较差时，短语切分就成为一个问题。这一情况下，也可以将子项块大小动态确定作为一种解决方法。

因为不考虑全局顺序，所以在文本内不同位置的匹配都成为可能。

这里一个直观的想法是在文本比较中引入交换操作（swapping operation）。这一方法可以解决在第一类相似度里所提到的问题。交换操作时，交换的各子项先后顺序不变，而全局顺序发生变化。Lowrance et al.[95]首先将交换操作引入文本距离计算中，并提出了多项式算法[96]用以解决扩展版本的字串与字串比对问题（extended string-to-string correction problem，ESSCP）。Amir et al.[97]将这一问题形式化为"带交换的模式匹配（pattern matching with swap）"，并首先提出了能在O(nm)内解决这一问题的算法。但是，文献[95][96][97]中的交换操作仅仅允许相邻的两个字符交换，这样还是在单子项的级别。Amir et al.将这样的交换称为"局部交换（local swap）"。Tichy[98]首先在字串与字串比对问题中使用块移动的方法，允许基于块的交换。Lopresti et al.[99]则在近似字符串匹配算法中提出了基于块编辑距离（block edit distance）的块编辑模型（block edit model）。

基于上述这些距离的文本比较都可以看作广义的模式匹配（generalized pattern matching）。虽然所允许的操作类型不同，这些距离都基于编辑距离的计算思路：将一个字符串转变为另一个，所需要的编辑操作次数越少，这两个字符串越相似。这一思路相对合理，在实践中广泛应用。

但是，在实践中的很多其他场合，尤其是在某些储存专门领域信息或知识的数据库中，文本中的子项大部分具有特殊含义，而文本内各子项的先后顺序在文本比较中虽然有一定作用，但并非决定性作用。比如在中医药数据库中，文本中的每个字很有可能是中医药领域中的某个术语，而多个文本中都出现的连续公共子项就更有可能是中医药术语。但是，在这些连续公共子项中插入或删除一个子项，很有可能将这些术语变为非术语。此外，术语出现在文本中的位置并不十分重要。在这一情况下，编辑距离就不太适用了。为适应这些条件下的文本比较，我们提出了一种新的顺序半相关的文本相似度度量，称为 M-Similarity。下面将对 M-Similarity 做具体介绍。

4.2.1.2 顺序半相关的文本相似度度量

我们提出一种新的顺序半相关的混合文本相似度，并将其称为 M-Similarity。M-Similarity 适用于每个术语内的字（或词）顺序比术语间的顺序更重要的场合。M-Similarity 考虑了三种元素：

(1)单子项匹配（single item matching）。

单子项匹配也就是指单个基本子项单元的匹配。这里的子项单元可以是字或者词，取决于所用语言的特性。简单来说，一些亚洲语系的语言，包括汉语、日语和韩语，一般以字作为子项单元。而类似于英语、法语和德语这样的语言，由于以空格作为自然分隔符，没有分词的问题，因此可以以词作为子项单元。如果对于亚洲语系语言，在预处理中能有效地进行分词，那么我们也可以把单子项匹配的粒度从字级扩展到词级。

(2)最大序列匹配(maximum sequence matching)。

最大序列匹配是指最长子串的多次匹配。在 Needleman et al.[89]提出的 LCS 距离中，仅仅考虑最长公共子序列。这一方法仅仅考虑了最长子串的单次匹配，而忽略了其他子串的匹配，因此不适用于顺序半相关的文本比较。在我们的算法中，我们在每次匹配中都寻找最长的公共子串，即最长子串的多次匹配。对于在 A 和 B 文本中已经匹配上的 C 子串来讲，我们并不关心 C 出现在 A 和 B 中的位置。也就是说，我们仅仅考虑子项块内的局部顺序，并动态找寻最长的连续匹配。这也是为什么我们把 M-Similarity 归类为顺序半相关相似度的原因。

(3)潜在匹配(potential matching)。

在绝大多数情况下，参与比较的文本之间长度并不相等。编辑距离通过在动态编程(dynamic programming)中插入 gap 来解决这一问题。潜在匹配也考虑到了文本间的不同长度问题。但与动态编程不同的是，潜在匹配仅仅考虑两段文本长度不同时，当短文本被扩展成长文本同等长度时，有多大可能两者会一样。这里不插入 gap，以降低文本比较的计算复杂性。

为计算包含以上三个因素的文本相似度，我们定义了如下三个参数：

(1)参数 W_s：单子项匹配权重(weight of single item matching)。

单子项匹配的权重以 W_s 来表示，这与上述的单子项匹配相对应。每个单子项的匹配都考虑在内，包括最大序列匹配中的每个子项。但是，由于长度大于 1 的连续匹配常常意味着更大的相似性，因此我们引入下面这个参数 W_{ec}。

(2)参数 W_{ec}：连续匹配额外权重(extra weight of continuous matching)。

对于连续匹配中的每一个子项匹配，我们不仅考虑其单子项匹配权重 W_s，还同时考虑其连续匹配额外权重 W_{ec}。最大序列匹配就是由 W_s 和 W_{ec} 加权产生。如果将 W_{ec} 设为 0，意味着仅仅考虑单子项匹配。

(3)参数 P_{pm}：潜在匹配概率(possibility of potential matching)。

潜在匹配概率是指两段文本长度不同时，当短文本被扩展成长文本同等长度时，有多大可能两者会一样。在某些领域的数据库中，文本字段内容常常会出现数据不完整的情况。给定两段这样数据库中的文本 A 和文本 B，如果我们将短文本 A 的内容通过人工填补或机器辅助的方式使其变得完整，由于领域知识的特点，扩展后的部分与原先的比较对象（即长文本 B）可能相同。如在中医药中，假设 A 为“清热”，B 为“清热解毒”，那么将 A 完整化的操作很有可能使其变为“清热解毒”，即与 B 一样。就代表了这样的潜在匹配概率，取值区间在[0, 1]。这也解释了取名潜在匹配的原因。如果我们把 P_{pm} 设为 0，那么就意味着不考虑潜在匹配的情况。

基于上述定义的 W_s，W_{ec} 和 P_{pm}，我们提出计算 M-Similarity 的方法。这里先假设比较对象为文本 S 和 L，其中 S 为长度较短的文本，L 为长度较长的文本。再假设 S 长度为 N，L 长度为 M，这样 S 可以表示为 S[0，…，$N-1$]，L 可以表示为 L[0，…，$M-1$]。于是，M-Similarity 可以按照如下 AFM（Algorithm For M-Similarity）算法计算：

```
Algorithm AFM: Calculating M-Similarity of S and L
begin
    score := 0
    currentpos := 0
    while currentpos ≤ N-1 do
      calculate θ(S,L,currentpos)
      If θ(S,L,currentpos) > 0 then
        score := score + θ(S,L,currentpos) * W_s
                  +[ θ(S,L,currentpos) -1] * W_ec
        currentpos := currentpos+ θ(S,L,currentpos)
      else if θ(S,L,currentpos) =0 then
        currentpos := currentpos+1
    loop
    If M>N then
          score := score+[(M-N) * W_s +(M-N-1) * W_ec] * P_pm
    M-Similarity := score / [M * W_s +(M-1) * W_ec ]
end
```

AFM 算法很大程度上取决于 θ(S，L，*currentpos*) 的返回值。给定文本 S 内的当前位置 *currentpos*，θ(S，L，*currentpos*) 的作用如下：它从左到右扫描长文本 L，在 L 中找到与 S 中始于 S[*currentpos*]的子串能最长匹配的情况，然后返回其最长匹配长度。当 $\theta(S,L,currentpos)$ 返回 0 时，意味着在 L 中找不到与 S[*currentpos*]相同的子项。当 $\theta(S,L,currentpos)$ 返回 1 时，意味着在 L 中并没有和 S[*currentpos*]到 S[*currentpos*+1]相一致的匹配，即无连续匹配。在这种情况下，我们就仅仅考虑单子项匹配，通过 W_{ec} 前面的系数[$\theta(S,L,currentpos)-1$]保证。当 $\theta(S,L,currentpos)$ 返回值大于 1 时，意味着存在连续匹配。AFM 为连续匹配的每一子项加上权重 W_s，并为该连续匹配加上 $\theta(S,L,currentpos)-1$ 次的额外权重 W_{ec}。这样，通过从左到右扫描 S，我们就可以得到一个累积值，该值体现了 S 和 L 间单子项匹配和最大序列匹配的程度。为考虑潜在匹配，APM 引入 P_{pm}，并在文本长度存在差异时计算潜在匹配权重。AFM 最后进行归一化操作，即将三种匹配的加权和除以长度为 M 时的全匹配（即整个长度为 M 的文本都匹配）加权和，就得到了 M-Similarity 的值，取值在 0 到 1 之间。

AFM 的计算过程也可以由下面式子来表示：

$$\text{M-Similarity}\,(S,L)=\frac{\sum_{N}\lambda_{lm}(S,L,currentpos)+\lambda_{pm}(S,L)}{M\times W_s+(M-1)\times W_{ec}} \tag{4.1}$$

$$\lambda_{lm}(S,L,currentpos)=\theta(S,L,currentpos)\times W_s+[\theta(S,L,currentpos)-1]\times W_{ec} \tag{4.2}$$

$$\lambda_{pm}(S,L)=[(M-N)\times W_s+(M-N-1)\times W_{ec}]\times P_{pm}\ (\text{If } M>N) \tag{4.3}$$

这里，$\lambda_{lm}(S,L,currentpos)$ 是指从文本 S 内的当前位置 *currentpos* 所能达到的最大匹配的单子项匹配和连续匹配加权和。$\sum_{N}\lambda_{lm}(S,L,currentpos)$ 是指 *currentpos* 从左到右遍历短文本 S，直到 *currentpos* 到达边界 N，并计算这一过程中累加起来的权值。$\lambda_{pm}(S,L)$ 代表潜在匹配权值，当 $M>N$ 时，由上面第三个式子给定；当 $M=N$，$\lambda_{pm}(S,L)=0$。

下一个问题是如何计算 $\theta(S,L,currentpos)$。针对这一问题，我们提出了如下的 FFM（First Fit Matching）算法：

```
Algorithm FFM : Calculating θ(S,L,currentpos)
begin
    length := 0
    currentpos_L := 0
  while currentpos_L ≤ M−1 do
```

```
            If S[currentpos]=L[currentpos_L] then
                length :=1
                offset :=1
                while S[currentpos+offset]=L[currentpos_L+offset] do
                    offset :=offset+1
                loop
                length :=length+offset - 1
                exit do
            else
                currentpos_L :=currentpos_L+1
        loop
        return length
    end
```

在 FFM 算法中，我们使用的策略是最先匹配策略，即一旦找到第一个单子项匹配(设为 S[*currentpos*])，FFM 就接着扫描紧邻在这个子项右边的子项(即 S[*currentpos*+1])。如果这个子项也匹配，那么 FFM 就接着再扫描再右边的那个子项(S[*currentpos*+2])。以此类推，一直到可以找到的最长匹配为止。FFM 的结果就是找到的并非全局的最长子串匹配，因为全局最优可能出现在文本的后面某个位置。当要比较的文本较长而且具有较多的子项重复情况时，我们可以把 FFM 的最先匹配策略扩展为全局最优策略，即搜寻整个文本以找到全局最长匹配子串。不过，在我们的中医药应用里面，文本字段通常是比较短的字段，而且子项重复的情况很少，因此我们可以采用效率更高的 FFM 算法。

在 M-Similarity 的设计中，三个可配置参数 W_s，W_{ec} 和 P_{pm} 的存在，使得 M-Similarity 能用于不同的场合，增强了其扩展性。比如我们可以将 W_s 和 P_{pm} 都设为 0，这样就可以适用于仅仅考虑连续匹配的情况。

本节最后，我们给出计算 M-Similarity 的一些例子。

【例 1】假设 A，B，…等代表文本中的不同子项，现有两个文本 S 和 L，S＝*ABCDEFG*，L＝*DABHEFGR*，设参数 $W_s=0.8$，$W_{ec}=0.2$，$P_{pm}=0.1$，那么 M-Similarity (S，L)＝$[(2\times0.8+0.2+0.8+3\times0.8+2\times0.2)+(8-7)\times0.8\times0.1]/(8\times0.8+7\times0.2)=0.7026$。

【例 2】假设文本 S 为“清热”，文本 L 为“清热解毒”，设参数 $W_s=0.8$，$W_{ec}=0.2$，$P_{pm}=0$(不考虑潜在匹配)，那么 M-Similarity (S，L)＝$(2\times0.8+0.2)/(4\times0.8+3\times0.2)=0.4737$。

【例 3】假设文本 S 为“清热”，文本 L 为“清热解毒”，设参数 $W_s = 0.8$，$W_{ec} = 0.2$，$P_{pm} = 0.3$（考虑潜在匹配），那么 M-Similarity (S, L) = $[2 \times 0.8 + 0.2 + (2 \times 0.8 + 0.2) \times 0.3] / (4 \times 0.8 + 3 \times 0.2) = 0.6158$。这里相比前面不考虑潜在匹配的情况，值要增大不少，这也符合中医药语言的特点。

从上述例子可以看出，通过改变参数的配置，M-Similarity 可应用于各种场合。下面一小节将介绍基于 M-Similarity 的最近邻匹配填补方法。

4.2.1.3　基于 M-Similarity 的最近邻匹配填补方法

在本小节中，我们结合上一节所提出的 M-Similarity 和最近邻匹配方法，以解决知识发现中非结构化字段的缺失值填补问题。

随着信息技术的飞速发展，非结构化和半结构化的数据每天都在不断产生和被存储，这中间大量是文本型的数据。在有些领域，比如中医药领域中，某些数据库中的文本字段中相当一部分值是缺失的，这使得数据完整性受到了破坏，并大大影响了基于这些数据进行的后续挖掘和分析工作。因此，要对中医药的数据完整性这一因素进行优化，必须解决文本型缺失字段的填补问题。

如上所述，已有的缺失数据填补方法，包括平均值填补、中间值填补、基于回归的填补等，大多适用于结构化数据。为解决文本型缺失数据的填补问题，我们采用基于最近邻匹配的方法。最近邻匹配方法的思想是指从数据集中找到与包含当前缺失字段的记录最相似的记录，然后用该最近邻记录的该字段值去填补原记录的该字段。下面介绍基于全局最近邻匹配填补思想的 GCFI(Global Closest Fit Imputation)算法。这里设 Γ 为数据集，$|\Gamma|$ 指 Γ 内包含的记录条数，对于 $i=1, 2, \cdots, |\Gamma|$，设 R_i 为 Γ 内第 i 条记录，R_i 记录的属性 A 的值为 $A(R_i)$。现假设 $A(R_j)$ 值缺失 $[A(R_j) = \text{null}]$，填补 $A(R_j)$ 的 GCFI 算法如下：

```
Algorithm GCFI: Imputes missing value in A(R_j)
begin
    id := 1
    maxsim := 0
    maxsim_recordid := 0
    while id ≤ |Γ| do
        If A(R_id) ≠ null and id ≠ j then
            If Sim(R_id, R_j) > maxsim then
```

```
            maxsim := Sim(R_id , R_j)
            maxsim_recordid := id
      id := id+1
   loop
 Imputation(A(R_j)) = A(R_maxsim_recordid)
 end
```

对于最近邻匹配算法来说，搜索空间的不同会对算法结果产生影响。在上面的GCFI算法中，我们把搜索空间设置为整个数据集Γ，所以称为全局最近邻匹配(Global Closest Fit)。这一策略虽然能找到全局最近邻，但当搜索空间太大时其性能会受到影响。此外，当同一数据集的不同记录来源于不同数据源时，这些数据可能属于不同的类别，这样在所有数据中找到的"最近邻"，在实际相似度上往往不如在同一类别中找到的"最近邻"(比如中医药的古代方剂数据集就是这样的情况)。为解决这一问题，我们提出了概念最近邻匹配填补的CCFI (Concept Closest Fit Imputation)算法。这里的概念最近邻(Concept Closest Fit)，意为从同一概念范畴的数据子集内寻找最近邻，也称为类别最近邻(Category Closest Fit)。这里设数据集Γ按照概念或类别可划分为N个的子集：$\Gamma=\bigcup_{k=1}^{N}\Gamma_k$，当$i=1, 2, \cdots, |\Gamma_k|$，设$R_{k,i}$为$\Gamma_k$内第$i$条记录，$R_{k,i}$记录的属性$A$的值为$A(R_{k,i})$。现假设$A(R_{k,j})$值缺失[$A(R_{k,j}) = \text{null}$]，填补$A(R_{k,j})$的CCFI算法如下：

```
Algorithm CCFI: Imputes missing value in A(R_k,j)
begin
   id := 1
   maxsim := 0
   maxsim_recordid := 0
   while id ≤ |Γ_k| do
      If A(R_k,id) ≠ null and id ≠ j then
         If Sim(R_k,id , R_k,j) > maxsim then
            maxsim := Sim(R_k,id , R_k,j)
            maxsim_recordid := id
   id := id+1
 loop
Imputation(A(R_k,j)) = A(R_k , maxsim_recordid)
end
```

在 GCFI 和 CCFI 算法中，有两种整合 M-Similarity 的方法。第一种是在 $Sim(R_{id}, R_j)$ 或 $Sim(R_{k,id}, R_{k,j})$ 的计算中，可以利用 AFM 算法计算两个文本型字段的相似度。第二种是可以使用 M-Similarity 来衡量文本型字段填补的效果：这里可以首先假设文本型字段的某些值为缺失（实际并不缺失），然后利用 GCFI 和 CCFI 算法填补这些缺失值，最后利用 AFM 算法计算填补出来的值和真实值之间的相似度。值得注意的是，由于文本型字段表达多样化的特点，无论是 GCFI，CCFI 还是其他填补方法，几乎无法做到与真实值完全一样的填补。这些算法的作用是，为人工填补提供重要参考，因此，基于 M-Similarity 来计算填补出来的值与真实值之间的文本相似度，成为衡量 GCFI 和 CCFI 算法性能的重要依据。概括来说，不管是第一种还是第二种整合方法，M-Similarity 在最近邻匹配填补中的作用都是作为衡量两段文本相似性的度量，或者在候选记录的筛选过程中，或者在结果的评估过程中。

4.2.1.4　文本字段填补实验结果分析和评估

本节实验所用的数据集来自中国中医科学院（China Academy of Traditional Chinese Medicine，CATCM）。在中国中医科学院所建设和集成的中医药数据库群中，一个常用的数据库是中国方剂数据库（Database of Chinese Medical Formula，以下简称 DCMF）。作为一种传统疗法，中医方剂已在中国使用了数千年，积累了大量数据。本节所用的 DCMF 包含 85988 条方剂数据，这些数据来源于 700 多本中国古代医书。在 DCMF 中，两个很重要的属性是药物组成（ingredients）和功效（efficacy）。这里的药物组成属性包含组成方剂的各种有效药物；而功效属性则包含中医对于该方剂治法治则的描述，是个文本型字段。在实践中，我们发现，影响 DCMF 使用的一大问题是数据的不完整性，尤其是在功效字段中。由于历史原因，在 85 988条药物组成非空的有效记录中，仅仅有 15 671 条记录功效字段非空。也就是说，功效字段中多达 81.76%的值缺失。也正是这一现象，促使我们去研发能有效填补缺失值的方法，即上小节中所介绍的基于 M-Similarity 的最近邻匹配填补方法。

为衡量最近邻匹配填补算法的准确率，我们使用另一个字段值非缺失的数据集 DCMF-2。DCMF-2 是从方剂现代应用数据库（Database of Currently Application of Herbal Medicine Formula）中选择出来的，包含《中华人民共和国药典》《卫生部部颁药品标准——中药成方制剂》及期刊文献中的中药方剂 4 646 种。在 DCMF-2 中，每条记录的药物组成和功效字段都非空，因此可以拿来作为评估填补方法的基本数据集。此外，DCMF-2 还包含一个指示方剂类别的字段，这使得我们可以应用基于类别的 CCFI 算法。

在中医理论中，方剂功效代表针对某证候的治法治则，而这一治法治则决定了选择什么样的中药组成该方剂。给定两首方剂，如果它们具有类似的药物组成，那么它们的功效也会比较相似。DCMF 和 DCMF-2 中的"药物组成"字段都是半结构化的文本。我们在 2003 年研究了基于规则的药物组成拆分算法，对该字段的各个药物组成进行了有效拆分。对于每一条方剂，通过对药物组成的拆分，我们可以得到一组结构化的正式药物名称。为衡量两组结构化药物的相似度，我们使用 Jaccard 系数[90]来计算两组药物组成之间的重合程度。在这里，我们定义两组药物的相似度为 Jaccard 系数乘以 100，这样就把药物组成相似度正规化到 0～100 的区间。为衡量 GCFI 和 CCFI 算法的效果，先假设某首方剂记录 Ω 的功效字段为空（实际为非空），然后利用 GCFI 和 CCFI 算法找寻最近邻的记录 Ω′，然后用 Ω′记录的功效字段值去填补 Ω 记录的功效字段，最后就可以利用 M-Similarity 去计算两个文本型功效值的相似度，以评估填补效果。为量化评估效果，这里我们把 GCFI 和 CCFI 算法中的最终 *maxsim* 值乘以 100 定义为 GSI(Greatest Similarity of Ingredients)。

在我们的实验中，GCFI 和 CCFI 算法都可以运用。根据中医药方剂文本的特点，W_s，W_{ec} 和 P_{pm} 三个参数被设置为 0.8，0.2 和 0.1。实验结果见图 4-1 和图 4-2。图 4-1 显示平均的 M-Similarity（＊100）如何随着搜索空间大小的变化而变化。X 轴是指当前搜索空间中 GSI 的下界。

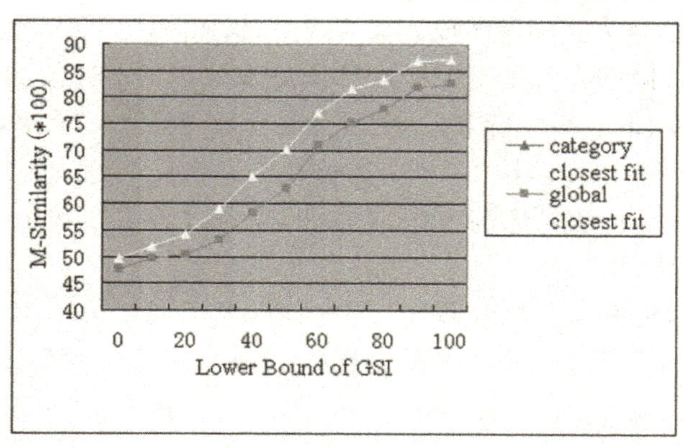

图 4-1 DCMF-2 中不同搜索空间下的平均 M-Similarity（＊100）值

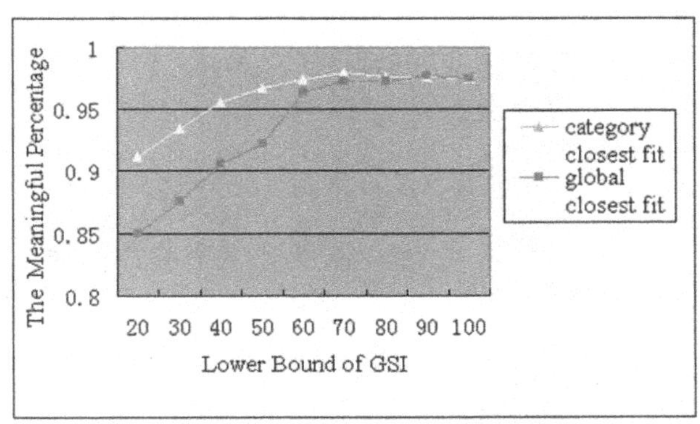

图 4-2　DCMF-2 中应用最近邻匹配方法的 TMP

从图 4-1 可以看出，随着 GSI 下界的增长，平均 M-Similarity 也在增长。这反映了一个现象：两首方剂药物组成越相似，其功效也越相似。这与中医药中治法治则决定药物组成的理论保持了一致。此外，从图 4-1 也可以看出，在 DCMF-2 数据集上，CCFI 算法总体比 GCFI 算法的效果要好，在平均 M-Similarity 值上超过了 0.051 1。

与数值型和类别型(categorical)字段不同的是，知识发现中的文本型字段具有表达多样化的特点。因此，自动填补方法不可能完全替代人工方法。其更准确的定位，是作为人工填补工作的重要参考。通过仔细分析实验结果，中医药专家指出，对于缺失的功效字段来讲，M-Similarity 值不小于 0.2 的对于人工填补具有较大意义。同时，当 GSI 不小于 20 时，我们的方法被认为更合理。因此，我们定义以下的值作为评估参数：TMP(the meaningful percentage，有意义比例)，即 M-Similarity 值大于等于 0.2 的比例。图 4-2 显示 TMP 值如何随着 GSI 下界的变化而变化。在 3 705 条 GSI 不低于 20 的方剂中(占 DCMF-2 中记录的 79.75%)，GCFI 方法得到的结果中大约 85%有意义。这一比例对于 CCFI 方法来说上升到了 91.15%。此外，图 4-2 显示 TMP 随着 GSI 下界的增长而增长。这一现象背后的原因是，随着 GSI 下界的增长，用来填补字段的方剂记录的药物组成与被填补记录的药物组成匹配度更高，从而使得最近邻匹配填补效果更好。此外，比较 GCFI 和 CCFI 算法的结果，我们可以看到 CCFI 的效果总体要好于 GCFI 的。当 GSI 下界大于 60 时，两种算法的 TMP 值非常接近。当 GSI 下界超过 90 时，GCFI 的 TMP 值反而稍稍超越了 CCFI。这是因为随着 GSI 下界的增长，搜索空间会逐渐缩小，当这一下界接近 100 时，意味着搜索空间变得很小。而此时对于 CCFI

来说，因为搜索空间限定于某一概念空间，其搜索空间相对 GCFI 来说会更小。对于最近邻匹配来说，为保证算法效果，搜索空间必须足够大。这也解释了为什么当 GSI 下界超过 90 时，GCFI 会表现得更好。

4.2.2 基于 M-Similarity 的多标签文本分类方法

除文本型字段值的缺失外，在中医药领域中与数据完整性相关的另一个问题是某些数值型（numerical）或类别型（categorical）字段值的缺失，比如数据库中某些文献的类别标签（或者说主题词）缺失（这样的标签或主题词通常被看作类别型数据）。医学文献在中医药知识发现中是一大重要数据源，缺失文本类别信息会对后续的数据分析和应用产生影响，进而影响知识发现的可靠性。因此，优化中医药知识发现的数据完整性，需要研究如何确定文本类别标签的问题。

将文本赋予不同的标签，即将文本归类到预先定义好的类别中去，这一技术在信息检索、知识发现等领域被称为文本分类，其相关英文术语包括 text categorization，text classification，topic spotting 等。随着文本数量的爆炸性增长，面对海量的新文本数据，人们迫切需要自动的文本分类技术，来帮助他们对这些新信息进行有效的过滤、组织和归类。有时候，在一些数据集中，由于某些原因，部分文本已经被分类，而部分文本的标签缺失，在这种情况下，也需要引入文本分类技术对这些缺失标签的文本进行归类。从这一层面来讲，文本分类技术是优化文本类别（标签）数据完整性的一项重要方法。现有的文本分类研究大多关注单标签（single-label）文本分类。所谓单标签，是指一篇文本只属于一个类别。但在现实情况中，一篇文本通常属于多个类别。因此，有必要研究多标签文本（multi-label）分类问题，即一篇文本可以被归类到多个类别中。

已有的多标签文本分类方法包括 Naïve Bayes (NB)[100][101]，Rocchio[102][103][104]，Support Vector Machine (SVM)[105][106][107]，k-nearest neighbor (kNN)[108][109]，Boosting[110] 等。为使用这些方法，通常需要先应用某种文本表示模型（a model of text representation）。在信息检索和机器学习领域，文本表示的标准模型是向量空间模型（vector space model，VSM[91]）。VSM 将每篇文献看作一组词的集合（a bag of words）。在大多数情况下，经过一些预处理方法（如 stemming，stop-word elimination 等）和特征选择方法[111][112]（如 information gain，mutual information 等）之后，这样选择出来的单词干（single word stems）被视为特

征向量(feature vectors)。随后,这些向量被某种特征加权方法(feature weighting scheme,通常是 TFIDF)赋予权值。这样,给定两篇用向量表示的文本,我们就可以利用某种距离函数得到这两篇文本的相似度。基于 VSM 的方法中常用的距离函数是用两个向量的夹角余弦作为文本相似度。这一计算方法也常常被运用在传统的 kNN 算法中当作距离函数。

上述过程(VSM-preprocessing-feature selection-TFIDF-cosine similarity)在文本分类中非常普遍,尤其在像英语这类用空格作为自然分隔符的语言中。虽然这类方法在很多应用中效果不错,但其存在两个问题:①忽略子项(term)的顺序信息;②假设各子项相互独立。作为文本信息的重要组成部分,在文本分类中子项先后顺序信息不该被忽视。尤其是在文本长度较短或中等时,子项先后顺序就更应在分类过程中被予以关注。这里的一种思路是在文本距离的计算中考虑子项顺序。从这一思路出发,本节提出一种基于 M-Similarity 的多标签文本分类方法 kNN-M[130],将顺序半相关的文本相似度度量结合 kNN 算法,应用于医学文献分类。在真实医学文献上的实验,显示 kNN-M 在这一问题上优于其他方法。

4.2.2.1 多标签文本分类的现状与不足

总的来说,现有的多标签文本分类器可以分为两类。第一类多标签文本分类器将多标签文本分类问题分解为多个独立的二元分类问题(binary classification problems)。给定一篇文本,基于某一类别(topic)建模出来的二元分类器,其所做的事情就是确定这一文本是否属于这一类别。对于分类问题的每一个类别,都建立这样一个二元分类器,然后将这些二元分类器集成(ensemble)起来,就组成了一个多标签分类器。对于文本 T 来说,多标签分类器的二元分类器中,如果哪些对 T 的分类结果为 positive,那么就代表这一多标签分类器将 T 分类到这些二元分类器所对应的类别中去了。在机器学习领域,NB 是一种广泛应用于二元分类的概率方法。Lewis et al.[100]和 Schneider[101]首先将这一方法应用于 Reuters 数据集的文本分类。在信息检索领域,Rocchio 是一种经典的基于 VSM 的文本分类方法,由于容易实现且准确率高,Rocchio 常常被用作文本分类的基准比较算法[102][103][104]。此外,Joachims[105][106]和 Dumais et al.[107]将 SVM 统计学习方法应用于 OHSUMED / Reuters 数据集的多标签文本分类上。其他属于这一类的多标签文本分类方法包括 Decision Tree[100]和 Neural Network[113][114][115]。

第二类多标签文本分类器是多路分类器(multi-way classifiers)。在大部分情况下，多路分类器将每一“类别—文本”对（class-document pairs）映射到一实值分数（有时称为 confidence）上。随后，我们可以基于每一类别，或每一文本，进行该分数的排序，然后通过某种确定阈值（thresholding）的方法，将排序列表的头 k 个“类别—文本”对视为分类决策，由此产生多标签分类结果。kNN 是这一类方法的代表，这一 lazy learning 的方法被 Goevert et al.[109]，Yang[108]，Cardoso-Cachopo et al.[116]等多次应用于文本分类上。此外，Larkey et al.[117]在文本分类中尝试将 kNN 与其他方法结合。除了 kNN，其他属于此类的多标签文本分类方法包括由 Schapire et al.[103]在 BoosTexter 系统中提出的一系列基于 Boosting 的算法。Boosting 的思路是通过融合很多准确率不高的 weak hypotheses 找到一条相对准确的分类规则（classification rule）。其他应用于多标签文本分类的多路分类器包括 LLSF[108]和 WORD[108]等。此外，有些多标签分类器可以将“类别组—文本”对（class-set-document pairs）映射到一实值分数上，这样对于某一文本所产生的最优类别组标签（optimal class-set tag）就可以不需 thresholding 而得到。符合这一思路的多标签文本分类器包括 McCallum[118]提出的基于 EM 训练的混合模型和 Ueda & Saito[119]及 Kaneda et al.[120]提出的两个参数混合模型（PMM1，PMM2）。

上述的大部分文本分类器都是基于 VSM，因此没有考虑词之间的先后顺序。为了使用顺序信息提高文本分类性能，可以考虑引入一些字符串匹配（string matching）领域的技术。大部分基于编辑距离[86]的方法，由于着眼于字符级别（character level）且不支持 swap-based matching，因此不适用于文本分类。由 Amir et al.[97]形式化的 Pattern matching with swap 方法通过允许局部交换，部分解决了这一问题。Kim et al.[121]将这一方法扩展到允许交换的近似字符串匹配（approximate string matching with swaps）。Tichy[98]首先在字串与字串比对问题中使用块移动的方法，允许基于块的交换。Lopresti et al.[99]则在近似字符串匹配算法中提出了基于块编辑距离（block edit distance）的块编辑模型（block edit model）。这些允许交换的块匹配方法，我们认为对于文本分类中也许有所帮助。不过，到目前为止很少有工作将 string matching 的相关技术引入文本分类中。2002 年，Lodhi et al.[122]将 string kernels 应用于文本分类中，取得了很好的效果。作为另一种尝试，我们将 M-Similarity 整合到 kNN-M 方法中，使其在多标签文本分类中能融合顺序信息。

4.2.2.2　基于 M-Similarity 的多标签文本分类方法

本节介绍一种基于 M-Similarity 的多标签文本分类方法 kNN-M。该方法将顺序半相关的文本相似度 M-Similarity 与 kNN 算法融合在一起，以体现考虑子项顺序的文本分类。

作为模式识别和机器学习中的一种经典统计方法，kNN 基于一种假设，即某 instance A 的分类结果，与搜索空间中和 A 最相似的 instance B 的分类结果最为相近。与其他方法不同的是，kNN 是一种 lazy-learning 的算法，也就是说 kNN 不需要包含离线学习阶段。在大多数情况下，kNN 所谓的“训练”阶段仅仅是对于训练数据进行索引以备后用，以及调整参数 k。在测试阶段，给定一篇测试文本，kNN 分类器根据预先定义的相似度度量，在训练文本中搜索最近邻的 k 个邻居。随后，根据这 k 个邻居的类别信息，对各个类别的权重进行计算。在这里，每个邻居文本与测试文本之间的相似度被当作该邻居文本所对应类别的权重。当多个邻居文本都属于一个类别时，kNN 对这些邻居的权重进行累加，以得到该类别的加权值。这个过程可以由下面的式子来表达：

$$score(C_j \mid d) = \sum_{d_i \in \mathrm{kNN} \,\&\, d_i \in C_j} sim(d, d_i) \tag{4.4}$$

这里的 d 是指测试文本，d_i 为第 i 篇训练文本，C_j 为第 j 个类别（$1 \leqslant j \leqslant |C|$，$|C|$ 为训练集中不同类别的数目）。对于测试文本 d 和所有可能的 j，我们计算 $score(C_j \mid d)$ 值，通过对不同类别的排序可以得到一个排序列表。随后，通过设定这些分数或列表的阈值，确定“文本—类别”对的分类决策值。

为将算法从 kNN 扩展到 kNN-M，有三个问题需要明确。第一个问题是如何计算 $sim(d, d_i)$。与传统的余弦相似度不同的是，在 kNN-M 中我们采用前面提出的 M-Similarity 作为文本相似度；也就是说，$sim(d, d_i)$ = M-Similarity(d, d_i)。由于 M-Similarity 考虑了单子项匹配、最大序列匹配和潜在匹配，该相似度的引入使得 kNN-M 在搜索 k 个最近邻邻居时能够考虑文本中子项的顺序信息。

第二个问题是采用什么样的策略确定阈值。在这一问题上有几种策略可以考虑，包括 rank-based thresholding (RCut)，proportion-based assignments (PCut)，score-based local optimization (SCut)等。Yang[123] 提出，阈值策略的选择会对 kNN 的性能产生重大影响，而“最优”策略往往随着应用的不同而不同。因此，在 kNN-M 中也应根据应用特点决定阈值策略，而非事先指定一个静态不变的阈值策略。

第三个问题是如何确定最近邻邻居的数目，即参数 k。Yang[124] 的研究指出，kNN 对于参数 k 在很大范围的变化，其性能相对比较稳定。在实际应用中，一般是根据经验调整(tuned empirically)。

4.2.2.3 多标签文本分类实验结果分析与评估

在本小节中，我们将 kNN-M 和其他多标签文本方法应用于真实数据集，并介绍相关实验结果。在这里，与 kNN-M 进行比较的方法包括 NB，Rocchio，Boosting，SVM 和 kNN。其中，NB 和 Rocchio 算法是采用开源文本分类系统 Bow[128]。AdaBoost. MH 算法来源于文本分类系统 BoosTexter[110]。SVM 算法则采用 LibSVM。下面我们首先来介绍实验所用到的数据集。

(1)数据集。

这里所用的数据集是 OHSUMED 数据集。该数据集是由 Hersh et al.[125]提出的一个大型文献数据集，在信息检索和文本分类领域应用广泛。作为 MEDLINE 数据库的一个子集，OHSUMED 收录了 1987 年到 1991 年间在 270 种医学期刊上所发表的 348 566 篇文献。OHSUMED 中的每一条文献记录包含题目(title)、摘要(abstract，可选)、作者信息(author information)、出版物种类(publication type)、来源(source)、MEDLINE 标识符(MEDLINE identifier)和序列标识符(sequence identifier)等字段。此外，每篇文献还包含一个主题词字段，该字段包含手工标注的 MeSH(Medical Subject Headings)信息。MeSH 由 National Library of Medicine 设立和维护，包含三部分信息：主题词(headings)、副主题词(subheadings)及辅助信息(supplementary records)。这里的主题词代表文献内容的类别，而副主题词(也称为 topic qualifiers)代表文献所涉及的方面(也可以看作一种类别)。一般来说，在大部分文本分类研究中采用主题词作为文献类别；而在本文中，我们采用副主题词作为类别。举例来说，OHSUMED 中 id 为 1 093 条文献记录，题目为“Prevention of allergic reactions to penicillin”，其 MeSH 字段为“Drug Hypersensitivity/ET/ * PC; Human; Penicillins/ * AE; Skin Tests”。这里的主题词“Drug Hypersensitivity”“Human”“Penicillins”和“Skin Tests”都代表研究的对象，副主题词“ET”代表某种疾病的起因，“PC”代表某种疾病的控制方法，“AE”代表某种药物的副作用。在这里可以看到，副主题词也可视为一种类别信息。另一个选择副主题作为类别的理由是考虑到不同类别的数目问题。在MeSH中不同主题词的数目超过18 000个,并且这些主题词很容易随着时间而改变。与此不同的是,MeSH中不同副主题词的数目仅有83个,并且很少随着时间而改变。正如上面的例子所显示的那样,OHSUMED的一条文献记录中通常有多个主题词,也有多个副主题词。因此无论是用主题词还是用副主题词作为类别标签,OHSUMED都属于多标签数据集。

为评估kNN-M在大数据集和小数据集上的表现,我们选取了OHSUMED的两个子集。较小的那个子集称为OH-2000,由1991年的2 000条文献记录组成。其中,id从30000到301037的1 000条副主题词非空的记录组成训练集,而id从305001到306058的1 000条副主题词非空的记录组成测试集。较大的那个子集称为OH-8788,由1987年到1988年的所有副主题词非空的记录组成,共119 565条。其中,1987年的52 242条副主题词非空的记录组成训练集,而1988年的67 323条副主题词非空的记录组成测试集。在OH-2000和OH-8788中,我们从MeSH字段中抽取出副主题词,各形成一个新的字段"类别"。经过这样的操作,OH-2000和OH-8788中平均每篇文献属于3个类别。

下一个问题是在实验中对什么内容进行分类。在这里我们分类的对象是每篇文献的题目(title)。之所以选取题目,一方面是因为仅仅有一部分记录的abstract字段非空,另一方面是因为有必要研究类似于题目这样的短文本上的分类。在信息爆炸的年代,每天都会产生大量的文本信息,比如新闻、数字图书、网页等等。这些文本信息通常是非结构化或半结构化的,影响了其组织和使用。由于这些文本通常都包含有题目这一信息。因此,若能仅仅根据题目对文本进行有效识别和归类,无疑对文本信息的使用大有帮助。考虑到目前的文本分类研究基本都是基于文献摘要、新闻等数据集,在题目这样的短文本上进行分类就成为一个值得探索的课题。

(2)预处理。

为在OH-2000和OH-8788上进行kNN-M和其他方法的有效比较,我们需要采用一些预处理方法。首先,去除文本中的标点符号。然后,进行词干提取(stemming)。在这里我们采用Lovins stemmer[126]方法来提取词干。上述这两种预处理方法在本文中所有参与比较的文本分类算法中都实施。此外,在kNN-M中我们不推荐采用停用词消除(stop-word removal)这一预处理。因为对于题目这样的短文本来说,几乎每一个词都提供了一定信息,不仅仅在该词的语义上,而且还在它的位置和语法信息上。因此，在 kNN-M，AdaBoost. MH 和 SVM 方法中，我们不进行停用词消除和特征选择。

对于 Naïve Bayes 和 Rocchio 算法来说，对于任一数据集，我们都有两个版本的算法。其中一个版本进行停用词消除，而另一个版本保留这些停用词。通过这两个版本的文本分类比较，我们可以看到停用词消除对于短文本上的文本分类的影响。此外，在本文中对于 Naïve Bayes 和 Rocchio 我们不进行特征选择。

4.2.2.4 评估方法

为衡量文本分类的有效性，我们采用信息检索中的经典参数进行评估，即准确率（precision）、召回率（recall）和 F_1 度量[127]。准确率 P 是指分类器所做的正确分类次数除以分类器所做的分类总次数，召回率 R 是指分类器所做的正确分类次数除以正确分类的总次数。

通常来说，在准确率和召回率之间有一个权衡。我们可以牺牲召回率来得到很高的准确率，也可以牺牲准确率来得到很高的召回率，但这都不是我们想要的结果。因此在实践中往往采用准确率和召回率的调和平均值（称为 F_1 度量），来衡量文本分类的效果：

$$F_1 = 2PR/(R+P) \tag{4.5}$$

这里有两种策略可以来计算这些参数。一种是在所有的单独分类决策上进行平均，这样的策略被称为 micro-averaging。另一种是先在每个类别内部分别计算这些参数，然后在所有的类别上取平均，这样的策略被称为 macro-averaging。在本文中我们采用 $micro\text{-}F_1$ 作为评估参数。值得注意的是，对于多标签文本分类器的第一大类（即将多标签文本分类问题分解为多个独立的二元分类问题），P_{micro} 等于 R_{micro}。在这一情况下，micro-F_1 的值与 P_{micro} 和 R_{micro} 也相等，此时通常被称为 micro-accuracy。

（1）实验配置。

阈值确定策略和 kNN-M 中的其他参数对于文本分类效果有一定影响。考虑到 OHSUMED 数据集有一些记录数很少的类别（rare categories），我们采用 Pcut[123] 策略去计算 kNN-M 中每一类别的阈值。对于参数 k，实验中测试了几个值：10，20，30，40，50。此外，参数 W_s，W_{ec} 和 P_{pm} 根据实验被设置为 0.8，0.2 和 0.1。这里我们定义 P_m 为一个三元组（W_s，W_{ec} 和 P_{pm}），那么实验中的 $P_m=(0.8, 0.2, 0.1)$。此外，通过设置 $P_m=(0.8, 0, 0)$，可以将 kNN-M 模拟成传统的 kNN（不进行 TFIDF-weighting）。

对于 AdaBoost. MH，boosting 次数被设置为 1 000，这里我们把具有正权值(positive weights)的类别标签当作分类器所做的分类决策。对于 SVM，由于在 OHSUMED 数据集上将多标签文本分类问题分解为多个独立二元分类问题时，会使得每个类别的正向样本很少，因此我们采用 one-classs SVM。核函数则采用 radial basis function。

实验同时包含封闭评估(closed evaluation)和开放评估(open evaluation)。在 closed evaluation 中，训练集同时被当作测试集。而在 open evaluation 中，先在训练集中训练出一个分类器 h，再用 h 对测试集中的数据进行分类。

(2)实验结果和分析。

在本小节中，我们将各算法在 OH-2000 和 OH-8788 数据集上的 closed evaluation 和 open evaluation 结果，表示在图 4-3 和图 4-4 中。具体的数值可参见表 4-1 和表 4-2。

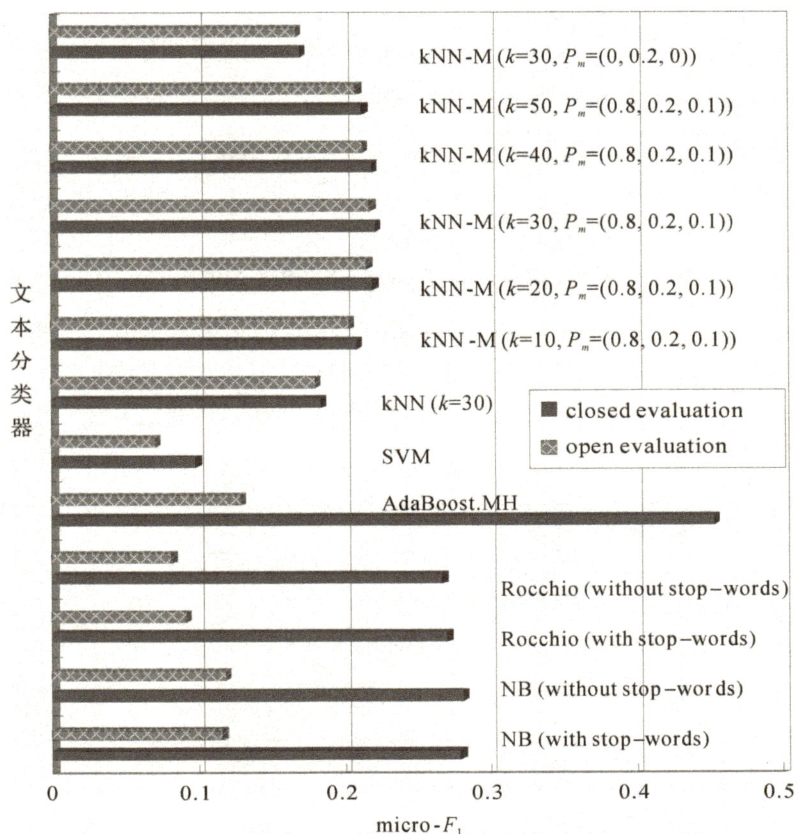

图 4-3 不同文本分类器在 OH-2000 数据集上的 micro-F_1

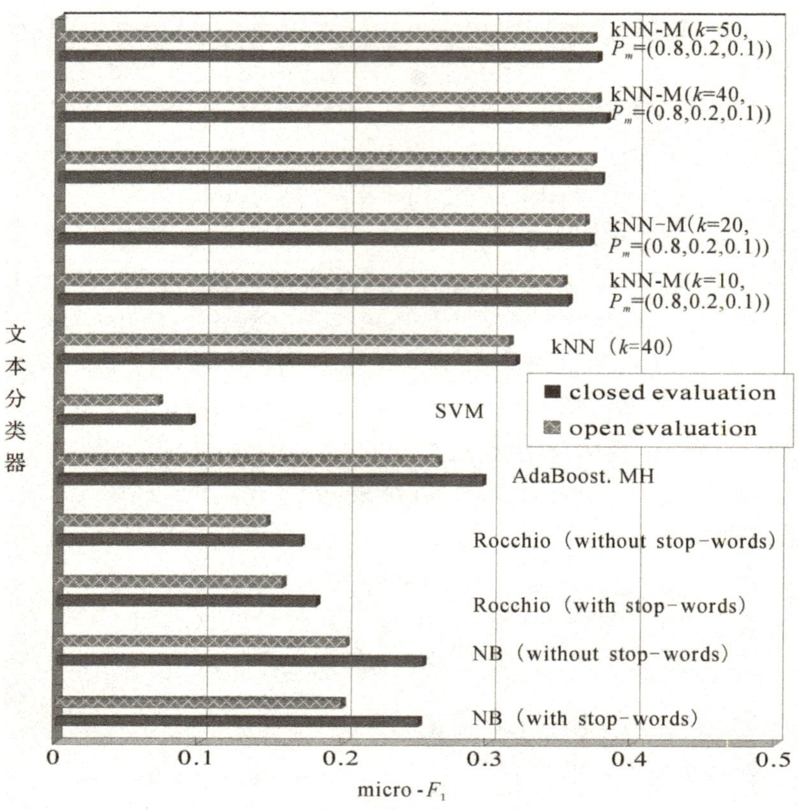

图 4-4　不同文本分类器在 OH-8788 数据集上的 micro-F_1

表 4-1　不同文本分类器在 OH-2000 数据集上的 micro-F_1

Text Classifiers	micro-F_1	
	closed evaluation	open evaluation
NB (with stop-words)	0. 279 3	0. 116 3
NB (without stop-words)	0. 281 3	0. 118 2
TFIDF/Rocchio (with stop-words)	0. 269 9	0. 091 5
TFIDF/Rocchio (without stop-words)	0. 266 4	0. 081 8
AdaBoost. MH	**0. 452 5**	0. 129 3
SVM	0. 098 0	0. 070 3
kNN-M ($k=10$, $P_m=(0.8, 0.2, 0.1)$)	0. 208 5	0. 203 9
kNN-M ($k=20$, $P_m=(0.8, 0.2, 0.1)$)	0. 219 4	0. 216 1

续　表

Text Classifiers	micro-F_1	
	closed evaluation	open evaluation
kNN-M (k=30, P_m=(0.8, 0.2, 0.1))	0.221 2	**0.218 5**
kNN-M (k=40, P_m=(0.8, 0.2, 0.1))	0.218 7	0.213 1
kNN-M (k=50, P_m=(0.8, 0.2, 0.1))	0.212 4	0.209 0
kNN-M (k=30, P_m=(0, 0.2, 0))	0.169 6	0.167 6
kNN (k=30)	0.184 2	0.180 3

表 4-2　不同文本分类器在 OH-8788 数据集上的 micro-F_1

Text Classifiers	micro-F_1	
	closed evaluation	open evaluation
NB (with stop-words)	0.251 4	0.198 7
NB (without stop-words)	0.254 6	0.201 1
TFIDF/Rocchio (with stop-words)	0.180 7	0.157 1
TFIDF/Rocchio (without stop-words)	0.170 0	0.146 3
AdaBoost. MH	0.295 4	0.265 6
SVM	0.093 6	0.071 1
kNN-M (k=10, P_m=(0.8, 0.2, 0.1))	0.354 9	0.351 2
kNN-M (k=20, P_m=(0.8, 0.2, 0.1))	0.369 5	0.366 4
kNN-M (k=30, P_m=(0.8, 0.2, 0.1))	0.377 1	0.371 4
kNN-M (k=40, P_m=(0.8, 0.2, 0.1))	**0.380 3**	**0.374 9**
kNN-M (k=50, P_m=(0.8, 0.2, 0.1))	0.374 9	0.371 2
kNN (k=40)	0.318 6	0.314 3

从图 4-3、图 4-4 和表 4-1、表 4-2，我们可以得出以下结论：

第一，在短文本上的多标签分类是个难题。

从表 4-1 和表 4-2 可以看出，在数据集 OH-8788 上的封闭评估和开放评估中，即便是最好的算法，其 micro-F_1 也不高于 0.4。而在数据集 OH-2000 上，封闭评估和开放评估中的最高 micro-F_1 也仅仅是 0.452 5 和 0.218 5。micro-F_1 值这么低的原因是：由于短文本长度短，其用于构建分类器的信息非常有限，因此增加了准确分类的难度。解决这一问题的一种途径是研发更有效的算法。另一种思路是采用半自动的文本分类(semiautomatic text categorization)。由于 kNN-M 是一种基于排序的算法,我们可以通过放松阈值以得到更多的类别赋值(分类决策)。这一方式降低了分类的准确率,而大大提高了召回率。因此,在半自动文本分类中,我们可以调整 kNN-M 的参数以达到高召回率,这样大部分正确的"文本一类别"赋值就得以保留,而同时每篇文本的候选类别通过 kNN-M 的文本分类过程也得以减少。随后领域专家就可以从减少的候选类别中将正确的类别选出来赋给所分类的文本。

第二,kNN-M 在多标签文本分类上优于其他算法。

从表 4-1 和表 4-2 可以看出,在 OH-2000 和 OH-8788 数据集的开放评估中,最高的 micro-F_1 值都来自 kNN-M 算法(分别是 0.218 5 和 0.374 9)。此外,OH-8788 数据集上的封闭评估中也是 kNN-M 效果最好(micro-F_1 = 0.380 3)。在 OH-2000 数据集上的封闭评估中,则是 AdaBoost. MH 效果最好(micro-F_1=0.452 5)。考虑到现实世界中的大部分文本分类任务都是开放评估的,我们可以认为 kNN-M 在多标签文本分类上优于其他算法。尤其是在开放评估中,kNN-M 的 micro-F_1值超越 NB,TFIDF/Rocchio,AdaBoost. MH 和 SVM 算法 10%以上。实验同时显示,对于 NB 和 Rocchio 算法,采用和不采用停用词消除,其结果基本相同。总体来说,NB 的分类效果要优于 Rocchio,而劣于 AdaBoost. MH。

第三,在 kNN-M 中引入 M-Similarity 可提高分类效果。

从表 4-1 和表 4-2 可以看出,kNN-M 分别在 OH-2000 和 OH-8788 数据集上超过 kNN(without TFIDF-weighting)3%和 6%。这反映了引入 M-Similarity 对 kNN-M 算法的积极影响。实验结果同时显示,不适合给文本内的子项顺序信息赋予过高的权重[设定 P_m=(0, 0.2, 0 降低了 micro-F_1 值超过了 5%],但也不适合完全忽视子项顺序信息。因此,在子项共现程度和子项顺序信息之间,应有一个平衡。本文中是通过多次实验确定 P_m 值为(0.8, 0.2, 0.1)。

第四,kNN-M 受文本数目的影响大于参数 k。

作为一种基于实例的学习方法(an instance-based learning method),kNN-M 算法的效果随着搜索空间(训练集中的记录条数)的增大而显著增大。在小数据集 OH-2000 和大数据集 OH-8788 中,两者的分类效果相差 15%以上。由于基于 kNN 的方法通常没有离线学习的阶段,因此 kNN-M 的封闭评估结果与开放评估基本一样。这就解释了为何 closed/

open evaluation 中 kNN-M 的 micro-F_1 值非常接近。实验结果同时显示，不同的 k 值对于 kNN-M 算法的 micro-F_1 值影响很小。这也与文献[108]的结论保持一致。

4.3　本章小结

中医药知识发现中与可靠性相关的第一类问题源自结构性问题，主要指数据完整性。本章对于数据完整性，分属性缺失和属性值缺失两种情况进行了情况分析和原因讨论。随后，针对中医药数据中典型的两类数据完整性问题，提出了相关优化方法。其中，针对文本性字段的完整性问题，提出基于顺序半相关度量的中医药文本缺失字段填补方法；针对中医药文献类别标签缺失的问题，提出基于 M-Similarity 的多标签文本分类方法。

文本型字段的缺失，是中医药数据中较常见的问题。为解决这一问题，本章首先提出了一种基于顺序的文本相似度分类体系，随后在此体系下提出了一种适用于中医药语言特点的顺序半相关的文本相似度度量 M-Similarity。基于这一新相似度，我们提出了两种基于 M-Similarity 的最近邻匹配填补方法 GCFI 和 CCFI。在中医药数据集上的实验证实这些方法具有较高的 TMP 值，且 CCFI 方法总体要优于 GCFI 方法。

文献类别标签的缺失，是中医药数据中另一类典型的数据缺失情况。为解决这一问题，本章首先分析了多标签文本分类方法的现状和不足。在此基础上，结合医学文献特点，提出了一种基于 M-Similarity 的多标签文本分类方法 kNN-M，用以产生文献类别标签。在真实医学文献数据集上的实验证明，kNN-M 在解决这一问题上优于其他方法（F_1 值差距超过 10%）。

在下一章中，我们将对中医药知识发现中与可靠性相关的第二类典型因素——表达性因素，做具体分析和探讨，并提出相关的优化方法。

第5章 表达性因素的分析与优化

本章首先分析了中医药知识发现中与表达相关的可靠性因素，包括表达粒度和表达一致性。随后，提出了表达性因素的优化方法。其中，针对表达粒度，提出基于规则的表达粒度细分方法；针对表达一致性，提出基于本体的表达一致化方法。

5.1 中医药知识发现中的表达性因素

在中医药知识发现中，与其可靠性相关的因素中，有一类与表达有关，称为表达性因素。无论是什么领域，知识发现都需要各类数据作为后续分析算法的输入，而这些数据的表达是否符合知识发现的要求，对于知识发现的可靠性会产生深远影响。在实践中，我们发现，在中医药知识发现中比较重要的表达性因素包含表达粒度和表达一致性两种。下面对这两种表达性因素分别做介绍。

5.1.1 表达粒度分析

在知识发现的语义范畴内，表达粒度是指作为知识发现的源数据，其数据的存储和表现的最小单元。对于知识发现来讲，其数据挖掘算法往往对于输入数据有严格的要求，其中一个重要因素就是数据的表达粒度。如果表达粒度太大，则会造成算法无法处理；而若表达粒度太小，数据挖掘算法也无法直接处理。因此，合适的表达粒度是保证知识发现可靠性的重要条件之一。

通常来说，表达粒度与数据模式密切相关。对于某领域的数据库或数据仓库来说，当其数据模式设计得很好时，每项信息都被存储在合适粒度的字段内，即具有恰当的表达粒度。而在实践中，由于种种原因，数据模式往往并不完美，使得数据常常表达在不合适的粒度。表达粒度不合适的情况可细分为两种，下面分别加以介绍。

5.1.1.1　表达粒度过小

表达粒度过小，是指本应在更大粒度内表达的信息，被分散存储到较小的粒度中，使得针对这一信息进行的数据分析和挖掘变得困难。这里的粒度，可以是数据库，可以是表，也可以是字段。这样，表达粒度过小就有三种典型情况：

【情况 1】本应在一个数据库中表达的信息，被分散存储到多个数据库中

例如，属于同一时间段内的某超市零售数据，被分散存储到多个超市零售数据库中。造成这一情况的背后原因有多个：可能是实际应用需要按不同商品类别、不同进货渠道等分散存储零售数据（这样对于按类别存储的应用来讲谈不上表达粒度过小，但对于不分商品类别而进行的数据分析和挖掘来讲属于表达粒度过小）；可能是某些数据库本身分配的存储空间不足，使得只能分散存储（这样属于数据库设计缺陷造成的表达粒度过小）；可能是对于超市中顾客刷卡和付现金这两种付款方式的数据分开存储（这可能是政策的需要，也可能是不同结算方博弈的结果，但对于不分结算渠道的数据分析和挖掘来讲属于表达粒度过小）；等等。

【情况 2】本应在一张表中存储的信息，被分散存储到多张表中

例如，某医院某科室同一时间段内的门诊记录，被分散存储到多张门诊记录表中。造成这一情况的背后原因有多个：可能是实际应用需要按不同医生分散存储门诊数据（这样对于按医生进行存储的应用来讲谈不上表达粒度过小，但对于不区分具体医生而进行的数据分析和挖掘来讲属于表达粒度过小）；可能是某些表的表存储空间不足，使得只能分散存储（这样属于数据库设计缺陷造成的表达粒度过小）；可能是出于科研或其他需要将其中部分记录单独存储（这样对于在所有数据上进行的数据分析和挖掘来讲仍属于表达粒度过小）；等等。

【情况 3】本应在一个字段中存储的信息，被分散存储到多个字段中

例如，某医学文献数据库的文献摘要字段，被分散存储到多个摘要字段中。造成这一情况的背后原因有多个：可能是医学文献摘要按照国际惯例被切分为 Objective，Methods，Results，Conclusions 四部分而分开存

储(这样对于基于整个摘要进行的文本分类和挖掘来讲属于表达粒度过小);可能是字段在设计时长度设得太小,使得系统只能把摘要中超出长度限制的那部分存到另一字段中(这样属于数据库设计缺陷造成的表达粒度过小);等等。

5.1.1.2　表达粒度过大

表达粒度过大,是指本应在某一粒度表达的信息,被集中存储在更大的粒度中,使得数据挖掘算法无法直接处理这部分信息。这里的粒度,可以是数据库,可以是表,也可以是字段。这样,表达粒度过大就有三种典型情况:

【情况 1】本应在多个数据库中表达的信息,被集中存储到一个数据库中

例如,主题相近的两部分数据 Data1 和 Data2,其中 Data1 属于涉密数据而 Data2 不涉密。Data1 和 Data2 本应被存储在不同的数据库中,以设置不同的访问权限,但系统却将这两部分数据集中在一个数据库中,这样要么会对 Data1 的数据安全造成潜在影响,要么会使得本可以自由访问的数据 Data2 不太容易访问。这样的情况就属于表达粒度过大。

【情况 2】本应在多张表中存储的信息,被集中存储到一张表中

例如,主题相近的两部分数据 Data1 和 Data2,具有公共的 5 个字段。同时,Data1 拥有 Data2 所不具有的 8 个字段,而 Data2 又拥有 Data1 所不具有的 9 个字段。面对这样的情况,出于存储空间等因素的考虑,Data1 和 Data2 本应被存储到不同的表当中去。如果将 Data1 和 Data2 硬是存储到一张拥有 22 个字段的表当中去,就会造成大量的字段空值,并浪费存储空间。当知识发现本来就不需对 Data1 和 Data2 进行联合分析时,这一情况就属于表达粒度过大。

【情况 3】本应在多个字段中存储的信息,被集中在一个字段内表达

例如,文献[131]中顾客数据库的例子:某字段内容为“Mr. Frank M.”,该字段实际上包含三部分内容:性别(Mr.),字(Frank),以及名首字母(M.)。因此,如果要统计男女顾客的数目或比例,而没有单独的性别字段,这样的任务就变得不太容易了。这类的表达粒度过大现象在中医药数据库中相对比较常见,例如中医药方剂的药物组成,在不少方剂数据库中都被存储为一个字段。而要做具体的方剂药物分析时,需要把方剂中的药物拆分开来。在 DCMF 中,药物组成字段不仅包含组成方剂各药物的名称,还包含药物的剂量、剂量单位,甚至炮制方法。由于 DCMF

中的方剂来源于不同朝代的 700 多本古代医书，因此方剂的剂量单位也各不相同。典型的例子如四君子汤的药物组成字段："人参 1 两，白术 1 两，茯苓(去皮)1 两，甘草(炙)8 钱。"类似这样的表达粒度过大的情况，对于针对方剂药物的知识发现和数据挖掘来讲，必须加以解决。

5.1.2　表达一致性分析

在知识发现的语义范畴内，表达一致性是指作为知识发现的源数据，其代表同一事物的多条数据，在数据集内的格式、表达是否一致。表达一致性是数据质量中的一个非常重要的属性。对于知识发现来讲，由于所分析的数据往往是海量数据，这些数据之间是否能有规范化的一致表达，对于数据分析和挖掘来讲影响很大。因此，表达一致性是保证知识发现可靠性的重要条件之一，我们在分析和挖掘数据时，也需要对表达一致性予以仔细考虑。

具体来讲，表达一致性可分为两种情况：对于数值型内容来讲，表达不一致通常表现为数值单位的不一致；而对于文本型/类别型内容来讲，表达不一致通常表现为一义多词。下面分别对这两种情况予以介绍。

5.1.2.1　数值单位不一致

数值单位不一致，是指对于同一类数值型事物的表达，其数值后的计量单位并不一致。这样的单位不一致，如果不经过预先的处理，转为合适的计量单位，那后续的分析和挖掘就会受到影响。因为，基于不同计量单位的数值比较，往往是没有意义的。

在现实的数据库中，这样的数值单位不一致情况，应该说出现得并不多。因为用户在设计和输入数据时，往往会考虑到计量单位问题，并尽量保持一致。一般来说，这类的数值单位不一致情况，通常出现在两种情况下：

第一种是融合来源不同的数据时，各来源的数据单位可能会不同。比如同样是长度数据，英美国家的码、英尺、英寸等单位，与公制的米、分米、厘米就有所区别，当融合这些数据时，就会产生数值单位不一致的情况。

第二种是在历史数据中，由于不同年代所采用的度量衡单位不同，因此自然而然出现了不同的数值单位。比如，对于中医药古代方剂数据来讲，药物剂量就会出现"斤""两""钱""分""铢"等单位。而且，这些重量单位，在不同的朝代，有着不同的换算关系，因此必须结合历史年代信息进行转换和处理。

5.1.2.2　一义多词

一义多词，是指对于同一个含义，有对应的多个词进行表达。对于表达丰富的汉语来讲，这样的情况相对比较多见。尽管丰富的词汇，能够表达丰富的语义，方便了人的使用，但是计算机在处理相似信息时就要比处理统一、规范的信息困难得多。在执行诸如统计、关联规则挖掘、分类聚类等知识发现任务时，由于一义多词现象的存在，数据的分布发生了较大的变化。从这些有一定偏差的数据分布上得出的分析结论，往往并不能完全反映数据背后的真实规律，从而影响了知识发现的可靠性。

对于中医药来讲，由于涉及几千年的历史，因此其表达的丰富程度，比之现代汉语来讲，要更加明显。而且，出于各种原因，古代医家对于相似的概念往往倾向于用自己的语言和词汇进行表达，从而进一步增加了一义多词的多样化程度。比如，"眩晕"这一词，指有天旋地转、不能站立特点的头晕，与之相类同的有"晕眩""昏眩"等[25]。又比如对于人参这一味中药，其具有 2 个英文别名(Ginseng Panax，Radix Ginseng)，以及 12 个中文别名(人衔、鬼盖、土精、神草、黄参、血参、地精、百尺杵、海腴、金井玉阑、孩儿参、棒槌)。在对包含人参的方剂进行各种分析时，如果不对这些别名进行处理，那么实际包含人参这味药的方剂很多就被排除在外了(比如《膏药方集》中的"内府秘传二黄膏"，就包含威灵仙、黄柏、栀子、连翘、黄连、蔓荆子、大黄、黄参、荆芥、薄荷、蒺藜、牛蒡这 12 味药，其中的"黄参"即为人参)。

5.2　表达性因素优化方法

对于上述的表达性因素，本节将介绍相应的优化方法。针对表达粒度这一因素，本节提出基于规则的表达粒度细分方法；针对表达一致性这一因素，提出基于本体的表达一致化方法。下面分别介绍这两种优化方法。

5.2.1　基于规则的表达粒度细分方法

在中医药知识发现的实践中，我们发现表达粒度问题出现较多的状况是表达粒度过大。如前所述，表达粒度过大可分为三种情况，第一种是本应在多个数据库中表达的信息，被集中存储到一个数据库中，第二种是本应在多张表中存储的信息，被集中存储到一张表中，这两种情况可以根据应用需求进行数据库或表的拆分。第三种情况是本应在多个字段中存储的信息，被集中在一个字段内表达。这是中医药知识发现中遇到最多的情况，为保证后续分析的可靠性，必须对这一情况加以处理。由于字段拆分情况的多样性，这里我们提出一种基于规则的表达粒度细分方法[82]。

对于一个字段来讲，要将其拆分，首先需要结合领域知识，确定该字段内容的结构和拆分思路。由于在中医药知识发现中，字段需要拆分的情况牵涉到方剂、中药、化学等多个数据库，而每个数据库的数据模式、牵涉到的字段内容各不相同，因此需要有一种灵活的拆分机制，使其对于各种情况都能有效处理。为解决这一问题，我们提出一种基于规则的表达粒度细分方法 RBS(Rule-Based Splitting)。RBS 方法的伪代码如下：

```
Algorithm RBS: Rule-Based Split
begin
    Connect database
    Specify source table Ψs and column Φs
    Specify target table Ψt and columns Φt1, Φt2, …, ΦtN
    Set preprocessing rules
    Set splitting rule
    for each record in Ψs {
        Read content of Φs
        Treat with preprocessing rules
        Split with split rule
        Write split content into Φt1, Φt2, …, ΦtN of Ψt
    }
    Disconnect database
end
```

在 RBS 算法中，首先，连接数据库，指定包含需要拆分字段的源数据表 Ψ_s 及拟拆分字段 Φ_s；然后，指定拆分后作为写入端的目标数据表 Ψ_t 及目标字段 $\Phi_{t1},\Phi_{t2},\cdots,\Phi_{tN}$，其中 N 为将 Φ_s 拆分后的字段数目。下一步是配置拆分前的预处理规则，并配置拆分规则。随后，对于 Ψ_s 中的每一条记录，读取其 Φ_s 字段内容，运用预处理规则进行处理，再根据拆分规则要求进行拆分，并将拆分后的 N 个字段分别写入 Ψ_t 中的 $\Phi_{t1},\Phi_{t2},\cdots,\Phi_{tN}$

各字段。当对 Ψ_s 中的每一条记录都进行了这样的操作后，拆分即告完成。

在 RBS 算法中，有两个关键所在。第一个是预处理规则的配置，第二个是拆分规则的配置，这也是本方法命名为“基于规则的表达粒度细分方法”的原因所在。下面分别对这两种规则进行介绍。

5.2.1.1　预处理规则

由于各个数据库、各张数据表中的单字段多信息情况不同，因此其所需处理的方法也各不相同。通常来说，所需拆分的字段，往往是代表某事物某方面信息的一段文本。由于文本表达的多样性，因此，这类字段中常常含有某些与分析任务无关的额外信息。为保证后续拆分规则的正常运行，需要对这些额外信息进行有效过滤。在中医药知识发现的实践中，为实现应用的灵活性和可配置性，我们研发了一套预处理规则。

目前常用的预处理规则如表 5-1 所示。

表 5-1　RBS 中常用的预处理规则

规则名称	参数个数	规则表达	规则作用
delete	1	delete A	删除内容 A
Insertinend	1	insertinend A	在末尾插入内容 A
Insertinbegin	1	insertinbegin A	在所有内容之前插入内容 A
keepbefore	1	keepbefore A	保留 A 之前的内容，其余内容删除
keepafter	1	keepafter A	保留 A 之后的内容，其余内容删除
replace	2	replace A B	用内容 B 替换内容 A
deleterange	2	deleterange A B	删除 A 到 B 之间的内容(包括 A 和 B 本身)
deletebetween	2	deletebetween A B	删除 A 到 B 之间的内容(保留 A 和 B 本身)
deletebefore	2	deletebefore A B	在内容 A 之前删除 B
deleteafter	2	deleteafter A B	在内容 A 之后删除 B
keeprange	2	keeprange A B	保留 A 到 B 之间的内容(包括 A 和 B 本身)，其余内容删除
keepbetween	2	keepbetween A B	保留 A 到 B 之间的内容(不包括 A 和 B 本身)，其余内容删除

续 表

规则名称	参数个数	规则表达	规则作用
insertbefore	2	insertbefore A B	在内容 A 之前插入内部 B
insertafter	2	insertafter A B	在内容 A 之后插入内部 B
replacebefore	3	replacebefore A B C	在内容 A 之前用内容 C 替换内容 B
replaceafter	3	replaceafter A B C	在内容 A 之后用内容 C 替换内容 B
replacebetween	4	replacebetween A B C D	在 A 到 B 之间的内容中(不包括 A 和 B 本身),用内容 D 替换内容 C
replaceafter	4	replaceafter A B C D	在 A 到 B 之间的内容中(包括 A 和 B 本身),用内容 D 替换内容 C

从表 5-1 中可以看出,预处理规则支持多个参数,并对于各种操作(如删除、替换、保留、插入等),提供了不同作用范围的版本。如,对于全字段作用范围的替换操作 replace,还有 replacebefore,replaceafter,replacebetween 和 replaceafter 等限定不同作用范围的版本,适应了用户的各种需要。

下面以中医药方剂数据为例,介绍相关的预处理规则。例如,中医药方剂的药物组成,在不少方剂数据库中都被存储为一个字段。例如,在 DCMF 中,四君子汤的药物组成字段内容如下:"人参 1 两,白术 1 两,茯苓(去皮)1 两,甘草(炙)8 钱。"要对这样的药物组成字段进行拆分,首先需要进行一些预处理。对于 DCMF,我们下面给出一个参考的预处理配置文件,由于文件内容较长,且所针对的预处理内容不同,我们分几个部分介绍,并给出相应的行号和该行内容。首先看第一部分(第 1 行到第 26 行),如表 5-2 所示。

表 5-2 DCMF 预处理规则第一部分

行数	该行内容	行数	该行内容
1	delete 水适量	14	deleterange 等 味
2	delete 适量	15	delete 中药
3	delete 少量	16	delete 中草药
4	delete 等量混合	17	delete 等中提取
5	delete 各等量	18	delete 组成

续 表

行数	该行内容	行数	该行内容
6	delete 等量	19	delete 多种
7	delete 少许	20	delete 加 1 倍
8	delete 各等份	21	delete 各
9	delete 等份	22	delete 不拘多少
10	delete 各等分	23	delete 减半
11	delete 等,	24	delete 随便
12	delete 等	25	replace 半两钱　尀艸
13	replace 味药　味	26	replace 半夏　艸尀

表 5-2 的第 1 到第 24 行，是对药物组成字段经过多次抽样观察分析后确定的字符整理型预处理规则。类似“适量”“少许”“随便”这些词，通常是对药物剂量的模糊描述，保留这些词会对于药物组成的分析造成影响，因此通过这些字符整理型预处理规则进行处理。第 25 行和第 26 行是特殊处理的预处理，因为后面要对药物剂量进行处理，而包含“半”这个字的中药名称会给药物剂量的处理带来麻烦（药物剂量很多情况下都包含“半”这个字，如“3 两半”），所以我们先把它们替换成一些生僻词，然后在剂量处理完成之后，再替换回来（见表 5-4 的第 228、229 行）。表 5-3 是 DCMF 药物组成预处理规则的第二部分。

表 5-3　DCMF 预处理规则第二部分

行数	该行内容	行数	该行内容
27	replace 半两 0.5 两	52	replace 五钱 5 钱
28	replace 一两 1 两	53	replace 六钱 6 钱
29	replace 二两 2 两	54	replace 七钱 7 钱
30	replace 三两 3 两	55	replace 八钱 8 钱
31	replace 四两 4 两	56	replace 九钱 9 钱
32	replace 五两 5 两	57	replace 两 1 钱半 .15 两
33	replace 六两 6 两	58	replace 两 2 钱半 .25 两
34	replace 七两 7 两	59	replace 两 3 钱半 .35 两
35	replace 八两 8 两	60	replace 两 4 钱半 .45 两

续　表

行数	该行内容	行数	该行内容
36	replace 九两 9 两	61	replace 两 5 钱半 .55 两
37	replace 1 两半 1.5 两	62	replace 两 6 钱半 .65 两
38	replace 2 两半 2.5 两	63	replace 两 7 钱半 .75 两
39	replace 3 两半 3.5 两	64	replace 两 8 钱半 .85 两
40	replace 4 两半 4.5 两	65	replace 两 9 钱半 .95 两
41	replace 5 两半 5.5 两	66	replace 1 钱半 1.5 钱
42	replace 6 两半 6.5 两	67	replace 2 钱半 2.5 钱
43	replace 7 两半 7.5 两	68	replace 3 钱半 3.5 钱
44	replace 8 两半 8.5 两	69	replace 4 钱半 4.5 钱
45	replace 9 两半 9.5 两	70	replace 5 钱半 5.5 钱
46	replace 半钱 0.5 钱	71	replace 6 钱半 6.5 钱
47	replace 一钱 1 钱	72	replace 7 钱半 7.5 钱
48	replace 二钱 2 钱	73	replace 8 钱半 8.5 钱
49	replace 两钱 2 钱	74	replace 9 钱半 9.5 钱
50	replace 三钱 3 钱	75	replace 钱半 1.5 钱
51	replace 四钱 4 钱		

从表 5-3 可以看出，从第 27 行到 75 行属于剂量整理型预处理规则，即对古代方剂所涉及的药物剂量，进行规范化转换。上面的剂量转换，主要涉及“两”和“钱”，这里主要按照 1 两＝10 钱的换算关系（宋代以后）。实际上，古代方剂中出现的剂量单位除了“两”和“钱”外，还有“斤”“分”“厘”“铢”等。下面举例给出其中代表性的剂量整理型预处理规则。

表 5-4　DCMF 预处理规则第三部分

行数	该行内容	行数	该行内容
76	replace 半分 0.5 分	178	replace 钱 1 分 .1 钱
77	replace 一分 1 分	179	replace 钱 2 分 .2 钱
⋮	⋮	⋮	⋮
96	replace 1 分半 1.5 分	187	replace 分 1 厘 .1 分

续 表

行数	该行内容	行数	该行内容
97	replace 2 分半 2.5 分	188	replace 分 2 厘 .2 分
⋮	⋮	⋮	⋮
105	replace 半厘 0.5 厘	196	replace 两 1 铢 .04167 两
106	replace 一厘 1 厘	197	replace 两 2 铢 .08333 两
⋮	⋮	⋮	⋮
144	replace 九斤 9 斤	217	replace 两 22 铢 .9167 两
145	replace 1 斤半 1.5 斤	218	replace 两 23 铢 .9583 两
⋮	⋮	219	replace 两 1 分 .1 两
154	replace 斤 1 两 .0625 斤	220	replace 两 2 分 .2 两
155	replace 斤 2 两 .125 斤	⋮	⋮
⋮	⋮	228	replace 疌艸 半两钱
170	replace 两 2 钱 .2 两	229	replace 艸疌 半夏
171	replace 两 3 钱 .3 两	230	replace,， ,
⋮	⋮	231	deleterange（ ）
		⋮	⋮

我们在这里主要按照宋代以后的换算关系，即 1 斤＝16 两，1 两＝10 钱，1 钱＝10 分，1 分＝10 厘，1 两＝24 铢。

对于宋代以前的方剂，可参考当时的换算关系，予以转换。这里一个比较特别的是“两”和“分”的换算关系，经考察发现，有些方剂中出现 3 两 5 分这样的剂量。按古代的换算标准，宋代以后 1 两＝10 钱＝100 分，而晋代时 1 两＝4 分。考察数据库中的数据，发现最大出现的分为 9 分，故猜想两和分之间的换算可能为十进制或十六进制，此处暂且当作 1 两＝10 分（反映在 219～227 行）。经过这样的剂量整理后，剂量中包含“半”的情况就都得到处理了，因此我们可以把原先在前面替换出来的生僻词转换为相应的药物名（见第 228～229 行）。从 230 行开始，则是对标点和其他情况的一些处理，比如括号里内容的删除，中英文标点之间的转换，分号、逗号、句号、冒号等的处理转换等。经过这番预处理后，最终是把药物组成字段转为由中文逗号“，”作为分隔符的内容，其中每个逗号之间都包含三部分内容：药物名称、剂量和剂量单位。

5.2.1.2　拆分规则

除了前述的预处理规则外，另外一种规则是拆分规则。相对来说，拆分规则的变化没有预处理规则这么丰富，表 5-5 给出常见的拆分规则及其含义。

表 5-5　RBS 中常用的拆分规则

规则名称	参数个数	规则表达	规则作用
multilevel	1	multilevel *n*	设定拆分的层次为 *n* 层，通常为 1—2 层
split-delimiter	2	split-delimiter *n* A	在第 *n* 层拆分中，以字符 A 作为分隔符进行拆分，对于空格、Tab 等特殊字符作为分隔符的情况，则采用转义符"\"
split-num-text	1	split-num-text *n*	在第 *n* 层拆分中，将字段拆分为两部分：数字之前的文本、数字部分
split-text-num	1	split-text-num *n*	在第 *n* 层拆分中，将字段拆分为两部分：数字部分、数字之前的文本
split-text-num-text	1	split-text-num-text *n*	在第 *n* 层拆分中，将字段拆分为三部分：数字之前的文本、数字部分、数字之后的文本
split-num-text-num	1	split-num-text-num *n*	在第 *n* 层拆分中，将字段拆分为三部分：文本之前的数字、文本部分、文本之后的数字

对于 DCMF 中的药物组成字段，拆分规则如表 5-6 所示。

表 5-6　DCMF 药物组成拆分规则

行数	该行内容	说明
1	multilevel 2	设定拆分层次为 2
2	split-delimiter 1，	在第 1 层拆分中，以中文逗号"，"作为分隔符进行拆分
3	split-text-num-text 2	在第 2 层拆分中，将字段拆分为三部分：数字之前的文本（药物名称）、数字部分（药物剂量）、数字之后的文本（剂量单位）

由表 5-6 可见，DCMF 的药物组成字段是分 2 级拆分。在第一层拆分中，将药物名称＋药物剂量＋剂量单位这样的多个药物信息单元以中

文逗号作为分隔符进行了拆分;在第二层拆分中,将每个药物信息单元通过 split-text-num-text 方式进行处理,即把药物信息单元切分成数字之前的文本(药物名称)、数字部分(药物剂量)、数字之后的文本(剂量单位)三部分。通过这样的拆分之后,DCMF 中的药物组成字段就被完全拆分了,表达粒度过大的问题也得到了解决。

从上面的例子可以看出,通过引入预处理规则和拆分规则,用户可以根据自己的应用需求,对这些规则进行灵活的配置,从而实现自动化地字段拆分。对于不同的应用,由于规则的灵活性,基本不需修改程序代码,从而扩大了其使用范围。从中医药知识发现的实践中证实,对于表达粒度过大的情况,通过这样的 RBS 方法,确实能实现灵活且有效的表达粒度细分。

5.2.2 基于本体的表达一致化方法

本小节介绍针对表达一致性因素的优化方法。对于表达不一致的第一种情况(即数值单位不一致),常用的处理方法为基于换算关系进行转换。只要根据国家、历史的区别确定不同单位间的换算关系,这样数值单位不一致就不成为太大的问题了。在这里,我们重点介绍对于表达不一致第二种情况(即一义多词)的优化方法,即基于本体的表达一致化方法[82]。

为阐明这一方法,首先需要介绍一下什么是本体。本体被引入信息领域始于人工智能的研究。通过利用现有的知识,可以提高知识库的构建效率,降低工作量和构造成本。因此,研究人员开始对各个领域进行建模,分析领域的知识,确定领域内公认的词汇,并形式化地定义这些词汇之间的关系。T. Gruber 和 R. Nehces 等人于 1991 年,最早把本体明确定义为"构成相关领域词汇的基本术语和关系,以及利用这些术语和关系构成的规定该词汇外延的规则"[132]。一般来说,本体可以理解为是对某一领域概念化、规范化的表达。

在一领域本体所包含的语义关系中,有一类语义关系通常都会被予以收录,即"同义"关系,或者说是"等于"关系。由于本体收录的是领域内的规范化术语及其关系,因此本体所提供的这种同义关系,可以为解决一义多词问题创造条件。

中医药作为世界上历史最悠久的医学系统之一,经过几千年的发展,形成了一套独特的蕴含中国传统文化和辨证哲学的医学科学。中医药的知识系统包含了大量的概念，概念之间还存在着复杂的关系，给中医药科学研究和应用造成了较大的困扰。因此，从 20 世纪 90 年代末起，在国家政策的引导下，中国中医科学院牵头，联合多家中医药科研机构和高等院校，经过多年的努力，形成了一个大规模的中医药领域本体——中医药学语言系统（UTCMLS[16]）。该本体包含了中医药领域的基本概念，并定义了概念之间的关系。目前，中医药本体已经拥有包括中草药、中医化学、中医疾病等 8 000 多个概念和 50 000 多个实例，基本涵盖了中医药领域的大部分领域知识。UTCMLS 的建立，为实现基于本体的表达一致化方法提供了术语基础和保障。

有了 UTCMLS 后，下一个问题是如何应用这一大规模术语集解决多义一词问题。下面介绍基于中医药本体的表达一致化方法 UBRU（UTCMLS-Based Representation Unifying），UBRU 方法的流程可见图 5-1。

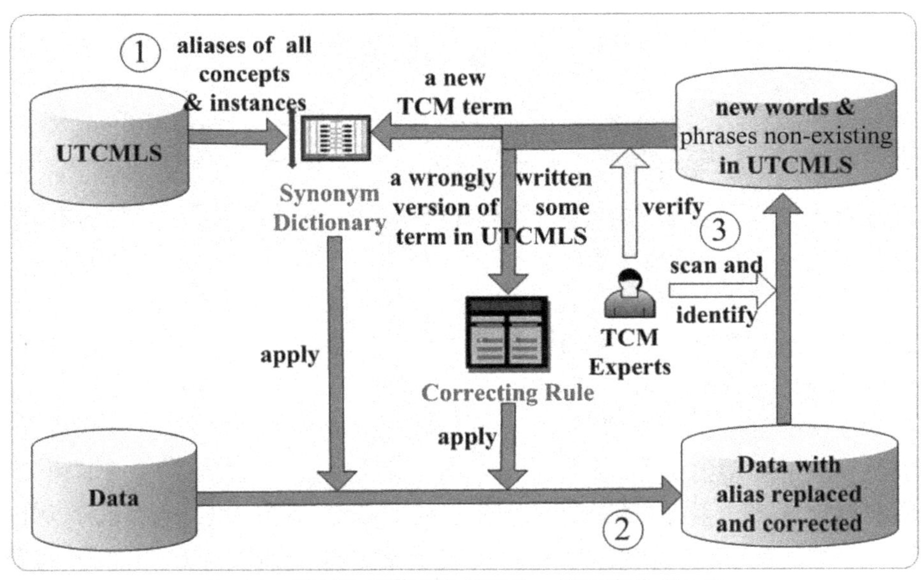

图 5-1　基于中医药本体的表达一致化方法 UBRU

从图 5-1 可以看到，UBRU 方法分为三阶段。在第一阶段，从 UTCMLS 语言系统中抽取所有概念和实例的同义关系（alias），形成一个同义词词典（synonym dictionary）。在第二阶段，对于需要处理的数据 Data，进行同义词替换，替换方法是从头到尾扫描同义词词典，基于每一条同义词词典中的“正名—别名”规则在 Data 的数据范围内进行替换。在第三阶段，由中医药专家进行手工检查，找出不正确的替换，以及

UTCMLS 中不存在的新词。对于每一个新词或者新短语，由专家确定该词真的是一个新术语，还是 UTCMLS 中某个已有术语的错误版本。如果是前一种情况，那么可以把新术语加入到同义词词典中（甚至可以在一段时间之后经权威检查后加入 UTCMLS 中），这样系统就可以在下一轮扫描时识别这一术语。如果是后一种情况，那么就由专家将错误术语纠正为正确术语，而这样的一种纠正（及其上下文），可以被系统自动记录为纠正规则（correction rule）。这些新的纠正规则，可以在后面的流程中自动或手工地予以加载和执行。当整个数据集 Data 经过这三阶段处理后，同义词词典被更新了，同时一些纠正规则产生了。此时，我们就可以回到阶段二，进行扫描和替换；然后到阶段三，进行检查和更新。经过类似这样过程的几轮处理后，一义多词这一问题就得到了有效缓解，数据集的表达一致性也得到了优化。

5.3 本章小结

中医药知识发现中与可靠性相关的第二类问题源自表达性问题，主要指表达粒度和表达一致性。本章首先对这两种因素进行了分析，探讨了表达粒度过小、表达粒度过大、数值单位不一致、一义多词四种典型问题的表现和原因。随后，针对中医药领域中的表达粒度问题，提出基于规则的表达粒度细分方法；针对中医药领域中的表达一致性问题，提出基于本体的表达一致化方法。

在现有的中医药数据中，有不少表达粒度过大的情况，尤其是本应在多个字段中存储的信息，被集中在一个字段内表达。这是中医药知识发现中遇到最多的情况，为保证后续分析的可靠性，必须对这一情况加以处理。为解决这一问题，我们在本章提出了基于规则的表达粒度细分方法 RBS。RBS 融合了两种规则：预处理规则和拆分规则。用户可以根据自己的应用需求，对预处理规则和拆分规则进行灵活的配置，从而实现自动化地按需字段拆分。从中医药知识发现的实践中可知，对于表达粒度过大的情况，通过这样的 RBS 方法，确实能实现灵活且有效的表达粒度细分。

中医药数据中的另一类表达相关的问题是表达不一致。由于中医药的临床实践特性和历史特点，使得中医药数据的一义多词情况特别多。

出于各种原因，古代医家对于相似的概念往往倾向于用自己的语言和词汇进行表达，从而进一步增加了一义多词的多样化程度。要进行可靠的知识发现，就需要对这一问题加以解决。为此，我们在本章提出了基于本体的表达一致化方法 UBRU。基于世界上规模最大的中医药本体——UTCMLS，UBRU 方法通过三阶段的优化，使得一义多词这一问题得到了有效缓解，从而提高了中医药数据集的表达一致性。

在下一章中，我们将对中医药知识发现中与可靠性相关的第三类典型因素——信任性因素做具体分析和探讨，并提出相关的优化方法。

第6章 信任性因素的分析与优化

本章首先分析了中医药知识发现中与信任相关的可靠性因素，主要指数据可信度。针对中医药特有的数据可信度问题，本章提出基于历史文献认可度的数据可信度衡量方法，和基于互联网知名度的数据可信度衡量方法。此外，基于这两种可信度衡量方法，本章提出基于数据可信度的加权频繁模式挖掘算法。

6.1 中医药知识发现中的信任性因素

在中医药知识发现中，与其可靠性相关的因素中，有一类与信任有关，称为信任性因素。在这里，信任性因素主要指可信度(trustworthiness)。英语中表达同一意思的词汇还有 believability，credibility 等。在知识发现的语义范畴内，可信度是指用户是否可以信任知识发现中所用到的数据。如果作为知识发现算法输入的源数据存在信任问题，即用户不知道该数据在多大程度上值得信任，那从这样的数据所挖掘出来的结果往往值得怀疑，因此也会影响知识发现的可靠性。

从可信度角度来看，知识发现任务通常所遇到的数据集，大致可分为三类。

第一类是数据集内的数据完全可信，不存在信任问题。在这类情况中，知识发现用户对于手头的数据有着非常清楚的认识，知道其来自何处，产生于何时，且知道数据内容是真实记录而来的。大部分交易数据库中的数据，都符合这一情况，即数据产生于真实世界的交易，有着具体的产生地点和产生时间。这样的数据就属于完全可信的范畴。

第二类是数据集内的数据完全不可信。在这类情况中，用户往往不知道数据的来源，即对于手头的数据从何而来，在何种情况下产生，适用于什么样的范围，并不知晓。在这样的情况下，所进行的知识发现，就连用户自己也是心里没底，更谈不上可靠。比如，用户拿到一份药品销售数据，但不知其出自哪里，也不知道这份销售数据的时间范围，更不知道这份数据是针对哪部分人群所做出的销售结果，那么，在这份数据上所做出的数据挖掘结果，往往是没有意义的。

第三类是数据集的数据，可信程度不一致。这类情况往往发生在知识型的数据集中，即数据集所记载的内容并不是真实的交易数据，而是某种知识、观点或结论。由于这样的知识、观点或结论可能来源于各种渠道，因此其可信程度可能并不相同。当数据集对这些数据进行融合之后，要在这样的数据集上进行知识发现，就需要对各类数据的可信度进行考虑。

在可信度方面，面对前面三类情况的数据集，所采取的策略应是不同的。对于第一类情况，由于数据完全可信，不存在信任问题，不需进行特殊的处理。对于第二类情况，由于数据完全不可信，用户要么放弃这一数据集去寻找新的可信数据集，要么就需设法弄清数据的来源和相关情况。对于第三种情况，由于数据可信程度不同，在进行知识发现时，就需要在过程中考虑其可信度的差异，进行相关的处理和优化。

在现实世界中，由于大多数数据集都属于第一类情况，知识发现学界对可信度关注不多。然而，在中医药领域中，有相当一部分数据集属于第三类情况，即数据可信度互不相同。因此，我们在中医药知识发现中必须对数据可信度加以考虑。例如，DCMF 收集了来自 710 余种古籍及现代文献中的近 85 000 首方剂，由于这些古籍和文献的可信程度并不相同，这些书中所记载的方剂信息，其可信度也有所差异。因此，在 DCMF 这样的数据库中进行知识发现时，为提高知识发现可靠性，需要考虑可信度这一因素。

由于数据可信度并不是一个能直观得到的值，因此我们研究了中医药知识发现中可以适用的几种数据可信度衡量方法，并提出了基于数据可信度的加权频繁模式挖掘算法。这些内容，将分别在下面几个小节中加以介绍。

6.2 中医药知识发现中的数据可信度衡量方法

有效的数据可信度衡量方法是在知识发现中得以考虑信任问题的一大基础。本节介绍中医药知识发现中的两种数据可信度衡量方法，包括基于互联网知名度的数据可信度衡量方法，以及基于历史文献认可度的数据可信度衡量方法。

6.2.1 基于互联网知名度的数据可信度衡量方法

衡量数据可信度的第一种思路是考察数据的知名度。当某些中医药数据比较可信、被社会接受时，这样的数据往往会比较知名。而某些生僻的、不太被接受的数据，则往往知名度很低。因此，我们可以考虑用知名度来估计数据可信度。

在当今的信息社会，衡量某事物知名度的最直接方法，就是看其在互联网上的知名程度。从互联网上获取事物之间的相对知名程度，可以采用的方法包括网友投票、统计相关页面访问流量、页面出度入度等等。这里最直观而有效的方法，就是将事物作为检索关键字，考察其在著名搜索引擎中检索到的页面数目，即该事物在互联网上越多的页面中出现，则该事物的知名程度越高。基于这一思路，我们可以用数据在互联网上的知名度(检索次数)来估计该数据的可信度，即：

$$\hat{Q}(Data) = N(Data\_retrieved) \tag{6.1}$$

这里的 $Q(Data)$ 代表数据 $Data$ 的可信度，$\hat{Q}(Data)$ 代表 $Q(Data)$ 的估计值，$N(Data\_retrieved)$ 则代表该数据被搜索引擎检索到的次数。公式(6.1)反映了互联网知名度可以作为对数据可信度的一个估计。

6.2.2 基于历史文献认可度的数据可信度衡量方法

衡量数据可信度的第二种思路是考虑数据的来源。[58]由于数据可信度难以直接获取，而数据来源的可信度很大程度上反映了数据的可信度，我们可以用数据来源的可信度来估计数据可信度，即：

$$\hat{Q}(Data) = Q(DataSource) \tag{6.2}$$

这里的 $Q(Data)$ 代表数据 $Data$ 的可信度，$\hat{Q}(Data)$ 代表 $Q(Data)$ 的估计值，$Q(DataSource)$ 则代表数据来源的可信度。公式(6.2)反映了

数据来源可信度可以作为对数据可信度的一个估计。

由于中医药有着几千年的悠久历史，中医药知识发现中的数据往往来自各类历史文献。几千年来的中医药实践，积累了大量的中医药古籍，而这些古籍中能够保留到今天的，往往是具有一定的历史地位的、得到了一定认可的（否则将随着历史车轮的前行而宣告淘汰）。这样的历史认可，在某种程度上反映了其内容在中医药界得到认可和接受的程度。因此，我们可以考虑基于中医药古籍的历史认可度，去衡量中医药相关数据的可信度。

在本书中，我们提出一种基于古籍历史认可度的中医药数据三级可信模型。该模型把来自中医药古籍的数据按照可信度的高低分为三级，如图 6-1 所示。

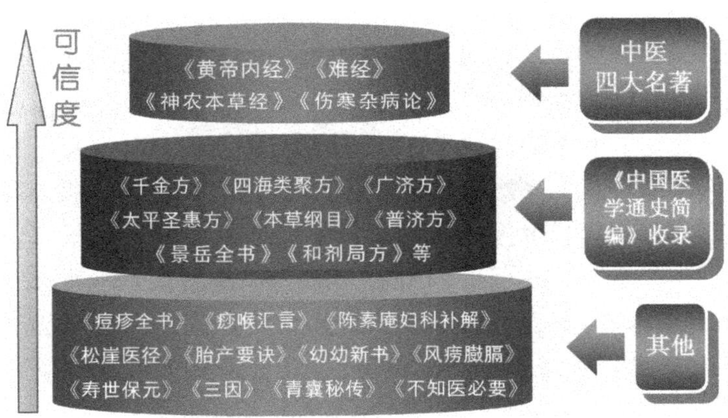

图 6-1　基于古籍历史认可度的中医药数据三级可信模型

从图 6-1 可见，基于古籍历史认可度的中医药数据三级可信模型呈金字塔状。下文将从上到下分别介绍这三层。

金字塔的顶层，即可信程度最高的数据，来源于“中医四大名著”。“中医四大名著”是中医药界几千年来最权威的著作，其历史地位无可比拟。因此我们把四大名著中记载的内容视为可信程度最高的数据。具体来说，“中医四大名著”包括《黄帝内经》《难经》《神农本草经》《伤寒杂病论》。其中，《伤寒杂病论》实为东汉医家张仲景所著的两本医作，包括《伤寒论》和《金匮要略》两书。因此，最高可信数据的来源实为五本著作。

金字塔的中间一层，即可信程度中等的数据，来源于《中国医学通史简编》中收录于各朝代“医学著作”栏目中的古籍。《中国医学通史简编》是中医医史领域的权威性著作。该书经过医史学家们长期的学术酝酿、研讨、筹划，在国家卫生部和老一辈医药卫生工作者的支持下，动员组织了全国医史界的专家学者，于 1987 年正式开始编写工作，各分卷历时八个春秋，经多次审阅、修改而成。《中国医学通史简编》中的“医学著作”/“医学著述”栏目，收录了各个朝代中最具有影响力和历史地位的中医药著作。我们把其中与四大名著重合者排除后，共整理出 113 本著作，包括《千金方》《四海类聚方》《广济方》《太平圣惠方》《本草纲目》《普济方》《景岳全书》《和剂局方》等。

金字塔的底层，即可信程度较低的数据，来源于除四大名著和上述医学著作之外的其他历史古籍。这类古籍例如上述《痘疹全书》《痧喉汇言》《陈素庵妇科补解》《松崖医径》《胎产要诀》《幼幼新书》《风痨臌膈》《寿世保元》《三因》《青囊秘传》《不知医必要》等，由于数目众多，此处就不一一列举。

有了这三级模型，我们就可以对中医药数据的可信程度进行衡量。对于某条数据，如果该数据来源于四大名著，我们就将其可信度设为最高；如果该数据来源于中间层 113 本医学著作，我们就将其可信度设为中等；如果该数据来源于底层的其他古籍，我们就将其可信度设为最低。

总的来说，本小节中提出的基于历史文献认可度的数据可信度衡量方法，是一种基于来源的可信度衡量方法。对于来自不同朝代不同文献的中医药数据来讲，该方法能结合历史文献的权威性和认可程度对数据可信度加以衡量，具有一定的说服力。

6.3 基于数据可信度的加权频繁模式挖掘算法

上节所提出的数据可信度衡量方法，是考虑信任性因素的一个基础。但是，要在知识发现中考虑可信度因素，光有数据可信度衡量方法是不够的，我们还需要在算法中对数据可信度加以考虑。在本节，我们以频繁模式挖掘算法为例，提出基于数据可信度的加权频繁模式挖掘算法，并结合历史文献认可度和互联网知名度两种可信度衡量方法，在中医药真实数据集上进行相关实验。

6.3.1 加权频繁模式挖掘算法

本节提出的加权频繁模式算法适用于数据集的各条记录之间权值不

等的情况。这里我们把数据的可信度作为权重，在其他应用中，我们也可以把数据的其他属性作为权重。

在现实世界的大部分数据比较集中，一个数据库中的各条数据之间性质相同（如来源相同、主题相同等），符合 6.1 节中第一类的情况，因此权值相等。而在中医药数据库，比如 DCMF 中，由于来源不同，各条方剂之间的可信程度就有所区别。在这类情况下进行知识发现时，我们可以把可信度当作权重，以体现不同可信度对数据挖掘的影响。

下面给出加权频繁模式挖掘 WFIM（Weighed Frequent Itemset Mining）算法。

```
Algorithm WFIM: Weighed Frequent Itemset Mining
begin
    min_support : // the threshold of support
    weight[] : // weight of different records
    D : // The Database contain the itemset in it
    N: // the number of records in D
    L : // The set of itemsets which is choosen
    C : // The candidate itemsets where L created
    C=itemsets contain single item
    while C is not Empty do
        tempC=null // prepare for the next candidate set
        For Ci in C
            If W-Support(Ci) >=min_support and Ci ∉ L
                L=L ∪ Ci
                tempC=tempC ∪ Ci
        end for
        C={ tempCi ∪ tempCj | tempCi ∈ tempC, tempCj ∈ tempC, i≠j}
    loop
end
Numeric W-Support(ItemSet itemset)
begin
    j =1
    sumofweight =0
    while j<=N
        if record j contains itemset
            sumofweight=sumofweight+weight[j]
        j=j+1
```

```
        loop
        Numeric support = sumofweight / ∑_{i=0}^{N} weight[i]
        Return support
    end
```

这里的 WFIM 算法是对经典 Apriori 算法的加权扩展。其中的 W-Support()函数，计算的就是各 Itemset 加权后得到的支持度，可以称为“加权支持度”。由于引入加权支持度，WFIM 得以对各数据记录权重不同的情况进行处理。当我们把可信度作为权重时，WFIM 就可以对不同可信度的数据进行综合挖掘，从而有效地利用了数据的可信度信息，提高了知识发现可靠性。

6.3.2 基于互联网知名度的加权频繁模式挖掘

在上面的加权频繁模式挖掘算法中，权值 *weight* [ ]如何计算，会对结果产生重要影响。将互联网知名度作为可信度权值，代入 WFIM 算法中，就得到了基于互联网知名度的加权频繁模式挖掘算法。在这里，获取互联网知名度的方法是考虑搜索引擎的检索次数。此处可以考虑的搜索引擎包括 Baidu，Google 等。由于实验数据显示通过 Baidu 和 Google 两种搜索引擎得到的结果基本一致，我们在这里主要采用 Baidu 的搜索结果。

为显示这一方法的效果，我们在两个中医药数据集上进行了实验。这两个数据集都属于 DCMF 的子集。其中，第一个数据集为消渴方数据集，是由 DCMF 中选择主治或方名包含“消渴”，且方剂来源在《中国医籍大辞典》中有记录的方剂组合而成，共 387 首。第二个数据集为脾胃方数据集，是从 DCMF 中选择主治或方名包含“脾”“胃”或“大肠”，且方剂来源在《中国医籍大辞典》中有记录的方剂组合而成，共 5 543 首。下面分别介绍这两个数据集上的实验结果。

6.3.2.1 消渴方实验结果

在本小节，我们用消渴方进行基于互联网知名度的加权频繁模式挖掘实验。计算互联网知名度的方法，如 6.2.1 小节所示，基于搜索引擎检索次数产生。

在 DCMF 中，我们发现同名异方的情况比较多。表 6-1 是同名异方情况最明显的十首方剂名。这样的同名异方情况，使得只基于方剂名检索出来的结果，并不能完全代表某首具体方剂的互联网知名度。因此，我们不能仅仅采用方剂名作为检索的关键词。考虑在同名异方情况中，这些方剂往往来自不同的中医药古籍，因此我们可以以“方剂名”＋“处方来源”作为关键词。

表 6-1　DCMF 中同名异方情况最明显的十首方剂名

方剂名	采用该名的方剂数目	方剂名	采用该名的方剂数目
人参散	259	人参汤	169
犀角散	214	羚羊角散	166
当归散	199	白术散	164
木香散	182	黄耆散	149
木香丸	174	槟榔散	149

下面我们将消渴方数据集中每首方剂的“方剂名”＋“处方来源”作为 Baidu 的关键词，将获得的检索次数作为互联网知名度，并直接作为 WFIM 算法中的权值，实验结果如表 6-2 所示（$min\_support=0.2$）。

表 6-2　消渴方的 WFIM 分析结果(检索次数直接作为权值)

频繁模式	加权支持度	频繁模式	加权支持度
山药，泽泻	0.292 0	山茱萸，牡丹皮	0.289 4
泽泻，牡丹皮	0.290 7	泽泻，茯苓	0.207 3
山茱萸，山药	0.290 1	地黄，泽泻	0.203 7
山茱萸，泽泻	0.289 5	山药，地黄	0.202 4
山药，牡丹皮	0.289 4	山茱萸，茯苓	0.201 0

观察表 6-2 的结果，我们发现满足最小加权支持度条件的频繁模式，基本出现在山药、泽泻、牡丹皮、山茱萸和地黄之间。考察消渴方数据库的过程中，我们发现这些药物的共现模式主要出现在《金匮要略》的“肾气丸”、《小儿药证直诀》的“地黄丸”、《古今医彻》的“下消六味汤”等方剂中。其中，“金匮要略”＋“肾气丸”的 Baidu 检索次数在 387 首消渴方中最高，达 13 302 次；“小儿药证直诀”＋“地黄丸”的检索次数则排名第三，达 5 982次。而 387 首消渴方的平均检索次数仅有 172.53 次。因此，《金匮要略》的“肾气丸”、《小儿药证直诀》的“地黄丸”在加权频繁模式挖掘中所占的权重就特别大，以致挖掘出的结果只反映了这些高权重方剂的配伍模式。这样的结果，由于过于侧重个别高权重方剂，因此反而不能反映方

剂中的普遍用药模式。

产生上面结果的原因是我们在计算权重时直接以 Baidu 检索次数作为权重，而由于检索次数之间差距非常大，有几千甚至几万倍的差距，因此使得高检索次数的方剂在算法中的权重特别大。为修正这一问题，我们将检索次数以 2 为底取 log 值，以这样得到的结果作为 WFIM 算法中的权值。以此方法处理的消渴方数据集的 WFIM 分析结果如表 6-3 所示（*min_support*＝0.05）。为了更能说明问题，我们同时列出消渴方上不加权的 WFIM 分析结果，如表 6-4 所示（*min_support*＝0.05）。

表 6-3　消渴方的 WFIM 分析结果（检索次数取 $\log_2$ 作为权值）

频繁模式	加权支持度	频繁模式	加权支持度
天花粉，麦冬	0.104 2	人参，地骨皮	0.060 0
人参，麦冬	0.099 6	天花粉，石膏	0.054 9
人参，天花粉	0.083 8	地骨皮，麦冬	0.053 4
天花粉，知母	0.083 3	人参，葛根	0.053 2
知母，麦冬	0.075 6	天花粉，苦参	0.051 5
人参，地黄	0.062 7	人参，天花粉，麦冬	0.052 1
人参，知母	0.062 7		

表 6-4　消渴方的 WFIM 分析结果（不加权）

频繁模式	加权支持度	频繁模式	加权支持度
天花粉，麦冬	0.100 8	天花粉，苦参	0.059 4
人参，麦冬	0.098 2	人参，地骨皮	0.056 8
人参，天花粉	0.093 0	五味子，人参	0.054 3
天花粉，知母	0.090 4	干地黄，麦冬	0.051 7
知母，麦冬	0.074 9	人参，当归	0.051 7
人参，知母	0.069 8	天花粉，石膏	0.051 7
人参，地黄	0.062 7	知母，苦参	0.051 7

由于甘草一般作为调和药，因此在这里我们将甘草去除（如果不去除甘草，表 6-3 得到的加权支持度最高的频繁模式应该是“人参，甘草”，加权支持度为 0.124 5）。比较表 6-3 和表 6-4，我们发现，两者的结果比较接近，尤其是加权支持度排名较前的频繁模式，两者重合度较高，如“天花粉，麦

冬”“人参,麦冬”“人参,天花粉”“天花粉,知母”“知母,麦冬”等。但在加权支持度排名偏中下的频繁模式上,两者还是存在一定区别的,如表 6-4 中的“五味子,人参”“干地黄,麦冬”“人参,当归”“知母,苦参”在表 6-3 中并没有出现,而表 6-3 中则多出了“地骨皮,麦冬”“人参,葛根”等频繁模式。

我们将表 6-3、表 6-4 的结果与姚美村等[23]在消渴病复方上做的关联规则分析结果进行比较,得知表 6-3、表 6-4 中大量出现的人参、麦冬、知母、石膏、地黄等药物和“人参,知母”“人参,地黄”等模式,与文献[23]的结果相吻合。但这里的有些结果在文献[23]中并未提及,如表 6-3、表 6-4 中出现的天花粉、地骨皮,以及表 6-3 中的葛根。产生这些差别的一个原因是数据量的不同,文献[23]中用到的方剂来自《中医方剂大辞典》的 106 首消渴病复方,而我们这里的方剂来自收方更全的 DCMF(该数据库本身包含了《中医方剂大辞典》中的方剂),因此能在更大更全的消渴方数据集上得到结果,比如得到与天花粉相关的一些模式。经查询,天花粉味甘,性微寒,可入肺胃清肺胃之燥热,又能养阴生津以止渴,可用于治疗消渴,与麦冬、人参、知母等药物配伍,可增强生津止渴之功效。差别的另一个原因是方法的不同,WFIM 得到的加权分析结果,与传统不加权方法相比,能找到一些新结果和新模式,如表 6-3 中的葛根和“人参,葛根”模式。经查询,葛根味甘,性平,能生津止渴,升阳止泻,可用于治疗消渴。葛根生津止渴,人参补元气,两者伍用,有益气生津止渴之效,对于治疗消渴有积极作用。这些结果表明,基于互联网知名度的加权频繁模式挖掘,能产生比一般频繁模式挖掘更有意义的结果。

接下来,我们将消渴方数据集按照朝代进行划分,然后以 Baidu 检索次数取 $\log_2$ 作为可信度权值进行各朝代的 WFIM 分析,得到的结果如表 6-5。

表 6-5 消渴方的 WFIM 分析结果(检索次数取 $\log_2$ 为权值,分朝代)

朝代	加权支持度最高的频繁模式	加权支持度
隋朝以前	山茱萸,山药	0.0500
隋唐时期	桂心,茯苓	0.1847
两宋时期	天花粉,麦冬	0.1273
辽夏金元时期	知母,石膏	0.3632
明代	人参,天花粉	0.1177
清代	人参,茯苓	0.1337

从表 6-5 可以看到，不同朝代的医家，用以治疗消渴的复方用药模式存在一定差别。如，隋朝以前治疗消渴病的方剂不多，其中代表性的为张仲景《金匮要略》的"肾气丸"，开温补肾阳治疗消渴病之先河，对后世产生了极大的影响。用 WFIM 方法得到的类似这样的用药模式，对于分析不同朝代医家治疗消渴的思路，有着很大的帮助。

6.3.2.2 脾胃方实验结果

在本小节中，我们在脾胃方数据集中观察基于互联网知名度的加权频繁模式挖掘效果。我们将脾胃方数据集中每首方剂的"方剂名"+"处方来源"作为 Baidu 的关键词，将获得的检索次数取 $\log_2$ 后的值视为互联网知名度，作为 WFIM 算法中的权值，实验结果如表 6-6 所示（$min\_support=0.065$）。

表 6-6 脾胃方的 WFIM 分析结果（检索次数取 $\log_2$ 为权值）

频繁模式	加权支持度	频繁模式	加权支持度
人参，白术	0.185 2	人参，半夏	0.077 1
厚朴，白术	0.094 0	人参，木香	0.074 2
人参，厚朴	0.087 5	人参，当归	0.073 9
木香，白术	0.082 8	白术，白茯苓	0.067 0
人参，白茯苓	0.081 3	当归，白术	0.066 8

我们在这里去掉了包含甘草、生姜的模式，因为这两味药在方剂中通常被用作调和药。表 6-6 显示，人参、白术、厚朴、木香、白茯苓等药物之间的组合，构成了脾胃方中的常用用药模式，这与蒋永光等[25]进行的中医脾胃方配伍规律的数据挖掘试验结果，存在一定的吻合。正如文献[25]指出的，这些药物构成了四君子汤、异功散、香砂六君汤的主药，其中以四君子汤为代表的补气健脾方剂是脾胃方最基本的用方。

接下来，我们将脾胃方数据集按照朝代进行划分，然后以 Baidu 检索次数取 $\log_2$ 作为可信度权值进行各朝代的 WFIM 分析，得到的结果如表 6-7 所示。从表 6-7 可以看到，从唐朝以后，"人参，白术"这一组合已经成为众医家治疗脾胃疾病最常用的配伍模式。其中，近代以来开始较多采用"木香，砂仁"这一配伍模式，两药相合化湿理气，调中止痛，是重要的脾胃方用药组合。

表 6-7　脾胃方的分朝代 WFIM 分析结果(检索次数取 $\log_2$ 为权值)

朝代	加权支持度最高的模式	加权支持度第二高的模式
隋朝以前	半夏,大枣	人参,大枣
隋唐时期	人参,桂心	桂心,茯苓
两宋时期	人参,白术	厚朴,白术
辽夏金元时期	人参,白术	升麻,柴胡
明代	人参,白术	白术,陈皮
清代	人参,白术	白术,茯苓
近代	木香,砂仁	白术,茯苓

6.3.3　基于历史文献认可度的加权频繁模式挖掘

在本小节中,我们采用基于历史文献认可度的数据可信度衡量方法,将历史文献认可度作为可信度权值,代入 WFIM 算法中,就得到了基于历史文献认可度的加权频繁模式挖掘方法。与前面类似,为显示本方法效果,我们在两个中医药数据集(消渴方数据集和脾胃方数据集)上进行了实验。数据集的介绍参见 6.3.2 小节。下面分别介绍这两个数据集上的实验结果。

6.3.3.1　消渴方实验结果

在本小节,我们对消渴病方剂数据集应用 WFIM 方法。对于古籍历史认可度三级可信模型中的三级,我们分别赋予权重 1,2,3(3 为最可信,1 为最不可信)。基于这一历史文献认可度的权重,应用 WFIM 算法($min\_support$=0.056),我们得到如表 6-8 所示的结果。

表 6-8　消渴方的 WFIM 分析结果(历史文献认可度作为权值)

频繁模式	加权支持度	频繁模式	加权支持度
人参,麦冬	0.129 4	人参,知母	0.066 3
人参,天花粉	0.090 6	人参,地黄	0.064 7
天花粉,麦冬	0.090 6	人参,地骨皮	0.058 3
天花粉,知母	0.087 4	五味子,人参	0.056 6
知母,麦冬	0.071 2	天花粉,苦参	0.056 6

观察表 6-8 的用药模式,发现与表 6-3 的结果比较接近。这说明基于

历史文献认可度的可信度衡量方法，与基于互联网知名度的可信度衡量方法，在趋势上是一致的，即历史文献认可度高的，其互联网知名度也高。为了验证这一点，我们把消渴方与脾胃方中的"处方来源"（即历史文献名称），作为Baidu检索关键字，考察古籍历史认可度模型中各Level文献在互联网上的平均知名程度，得到了如表6-9的结果，其中互联网知名度与前面一样是取检索次数的$\log_2$值。

表6-9 消渴方与脾胃方数据集上各Level的平均互联网知名度

消渴方数据集		脾胃方数据集	
Level	平均互联网知名度	Level	平均互联网知名度
1	3.45	1	2.83
2	4.40	2	4.23
3	10.98	3	11.58

从表6-9可见，在古籍历史认可度模型中认可度越高的文献，其互联网知名度也越高。表6-9的结果同时给了我们一个启发，即用这个平均互联网知名度，作为该Level的权值，比起前面Level权值取1,2,3的方法要更有说服力。基于这一想法，我们以历史文献Level的平均互联网知名度（简称文献Level互联网知名度）作为权值进行WFIM分析（*min_support*=0.051），得到结果如表6-10所示。考察表6-10的结果，与表6-8非常接近，这是因为这里所用的权值（3.45,4.40,10.98）与前面用的权值（1,2,3）差距不大，而各Level间用药模式也差距不大。

表6-10 消渴方的WFIM分析结果（文献Level互联网知名度为权值）

频繁模式	加权支持度	频繁模式	加权支持度
天花粉，麦冬	0.098 5	天花粉，苦参	0.058 8
人参，麦冬	0.097 9	人参，地骨皮	0.057 2
人参，天花粉	0.092 5	五味子，人参	0.054 8
天花粉，知母	0.089 7	地黄，麦冬	0.052 4
知母，麦冬	0.074 1	知母，苦参	0.051 7
人参，知母	0.069 0	人参，当归	0.051 7
人参，地黄	0.060 6	天花粉，石膏	0.051 0

接下来，我们将消渴方数据集按照朝代进行划分，然后以文献Level

互联网知名度作为可信度权值进行各朝代的 WFIM 分析，得到的结果如表 6-11 所示。从表 6-11 可以看到，其结果与表 6-5 的结果非常接近，这再次说明从古籍历史认可度模型中得到的数据可信度，与基于互联网知名度得到的数据可信度，具有相当的重合度和可比性。

表 6-11　消渴方的分朝代 WFIM 分析结果(文献 Level 互联网知名度为权值)

朝代	加权支持度最高的频繁模式	加权支持度
隋朝以前	山茱萸，山药	0.050 0
隋唐时期	桂心，茯苓	0.161 3
两宋时期	天花粉，麦冬	0.118 9
辽夏金元时期	知母，石膏	0.360 1
明代	人参，天花粉	0.135 0
清代	人参，茯苓	0.142 2

6.3.3.2　脾胃方实验结果

在本小节，我们对脾胃方数据集应用 WFIM 方法。对于古籍历史认可度三级可信模型中的三级，我们分别采用表 6-9 中的文献 Level 平均互联网知名度(2.83，4.23，11.58)作为权值进行 WFIM 分析($min\_support=0.051$)，得到结果如表 6-12 所示。

表 6-12　脾胃方的 WFIM 分析结果(文献 Level 平均互联网知名度为权值)

频繁模式	加权支持度	频繁模式	加权支持度
人参，白术	0.164 0	人参，半夏	0.068 9
厚朴，白术	0.088 2	人参，当归	0.066 3
人参，厚朴	0.080 7	人参，白茯苓	0.064 5
木香，白术	0.077 4	当归，白术	0.059 3
人参，木香	0.069 0	白术，茯苓	0.059 1

同样，考虑到甘草、生姜在方剂中通常被用作调和药，我们在这里去掉了包含甘草、生姜的模式。考察表 6-12 的用药模式，发现其与表 6-6 及文献[25]的结果基本吻合，再次体现了历史文献认可度与互联网可信度这两种可信度衡量方法的相互验证，并且说明了这两种方法确实能反映中医药数据中的真实情况。

接下来，我们将脾胃方数据集按照朝代进行划分，然后以文献 Level

平均互联网知名度作为可信度权值进行各朝代的 WFIM 分析，得到的结果如表 6-13 所示。考察表 6-13 的结果，发现其与表 6-7 基本一致，即从唐朝以后，“人参，白术”这一组合就成为众医家治疗脾胃疾病最常用的配伍模式。

表 6-13 脾胃方的分朝代 WFIM 分析结果（文献 Level 平均互联网知名度为权值）

朝代	加权支持度最高的模式	加权支持度第二高的模式
隋朝以前	半夏，大枣	人参，大枣
隋唐时期	人参，桂心	当归，桂心
两宋时期	人参，白术	人参，厚朴
辽夏金元时期	人参，白术	木香，陈皮
明代	人参，白术	白术，陈皮
清代	人参，白术	白术，茯苓
近代	白术，茯苓	木香，砂仁

6.4 本章小结

中医药知识发现中与可靠性相关的第三类问题源自信任问题，主要指数据可信度。本章主要介绍了中医药知识发现中的两种数据可信度衡量方法，包括基于互联网知名度的数据可信度衡量方法，以及基于历史文献认可度的数据可信度衡量方法。在此基础上，提出了基于数据可信度的加权频繁模式挖掘算法，并在两个中医药真实数据集上进行了相关实验。

有效的数据可信度衡量方法是在知识发现中得以考虑信任问题的一大基础。本章主要从两个角度去考虑这一问题。一是采用基于互联网知名度的数据可信度衡量方法，主要基于搜索引擎检索次数进行运算产生可信度；二是采用基于历史文献认可度的数据可信度衡量方法，提出了基于古籍历史认可度的中医药数据三级可信模型。

基于这两种数据可信度衡量方法，本章随后提出了基于数据可信度的加权频繁模式挖掘算法，将上述两种方法得到的可信度作为权值，融入加权频繁模式挖掘算法中。在中医药消渴方数据集和脾胃方数据集上的实验结果显示，从古籍历史认可度模型中得到的数据可信度与基于互联网知名度得到的数据可信度，具有相当的重合度和可比性。实验结果同时显示，基于数据可信度的加权频繁模式挖掘算法，能够在中医方剂用药模式的挖掘中得到有意义的结果，从而提高了中医方剂知识发现的可靠性。

第 7 章 中医药知识发现系统 DartSpora

本章首先对知识发现系统的发展历史做了回顾，依次介绍基于单机体系结构的知识发现系统、基于并行体系结构的知识发现系统、基于分布式体系结构的知识发现系统和基于网格体系结构的知识发现系统。通过对知识发现系统发展历史的回顾，指出数据、算法、用户从集中化走向分散化是知识发现系统的发展趋势，而知识发现的高度领域相关性又呼唤纵向数据挖掘解决平台和方案的产生。对于具有几千年历史、积累了海量数据的中医药领域来讲，更需要结合领域特点，结合可靠性问题，开发适用于中医药的知识发现平台。基于这一想法，经过多年的努力，我们研发了一个中医药知识发现原型系统 DartSpora。作为语义网格平台 DartGrid 重要的高层应用平台，DartSpora 支持从 DartGrid 平台等途径获取各类数据源，并基于操作流和 Ajax Web UI 提供灵活可靠的中医药知识发现服务。本章将从系统架构、虚拟组织模型、系统功能等多个角度对 DartSpora 进行说明和介绍，并总结出 DartSpora 系统对知识发现可靠性的关注和体现。

7.1　知识发现系统发展历史

从 20 世纪 90 年代末知识发现的概念被提出以来，各种各样的知识发现系统不断产生。本节从体系结构的角度，对知识发现系统的发展历史进行回顾。

7.1.1　基于单机体系结构的知识发现系统

早期的数据挖掘任务由于数据和计算量不大，在单机上运行即可满足要求。因此，早期的知识发现系统，以单机体系结构为主。其中，较有代表性的是 Matheus et al.[133] 在 1993 年提出的一种基于部件(component)的知识发现系统体系结构，如图 7-1 所示。

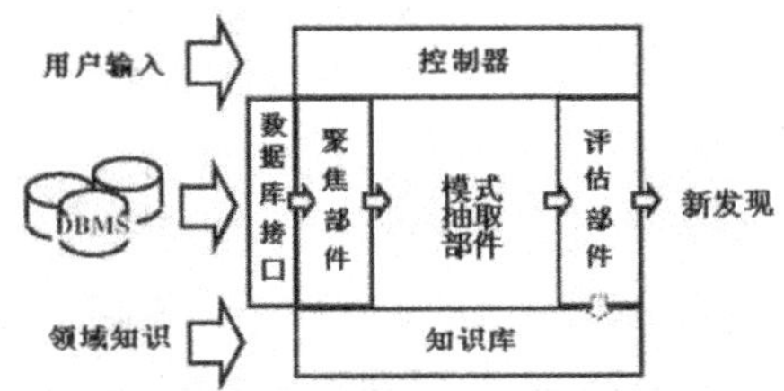

图 7-1　基于六部件的知识发现系统体系结构

该系统把知识发现系统分为六个部件：

控制器(Controller)：用于控制其他各部件。

数据库接口(DB Interface)：用于和数据库进行交互，产生和处理各种数据库查询操作。

知识库(Knowledge Base)：提供领域相关的知识。

聚焦部件(Focus)：用于决定在哪些数据上进行分析处理。

模式抽取部件(Pattern Extraction)：提供各种模式抽取的算法。

评估部件(Evaluation)：用于对抽取出来的各种模式进行评估。

文献[133]认为，理想的知识发现系统即由该六部分组成。同时，Matheus et al.[133] 在文献中对早期的三个知识发现系统进行了分析：CoverStory[134]是由 Information Resource 公司和 MIT 联合开发的商业化系统，它实现了上述所有的六个部件的作用。1991 年开发的 EXPLORA 系统[135]除了没有直接的 DBMS 接口外，其他五个部件都很完整。同样开发于 1991 年的 Knowledge Discovery Workbench[136] 则把控制器和评估部件放在系统外，交给用户处理。可以看出，早期的知识发现系统基本上是符合这个体系结构的，区别就在于对于各部件的侧重程度不同。

总的来说，上述的这些知识发现系统，都属于单机体系结构。其特点是系统所涉及的算法、数据都在同一台机器上，用户也只能在这一台机器上使用这一系统。

7.1.2 基于并行体系结构的知识发现系统

随着数据量的不断扩大，人们对知识发现和数据挖掘的计算效率提出了新的要求。为解决这个问题，知识发现系统开始采用并行处理的体系结构。

1994 年，Holsheimer et al.[137]设计了一个基于并行体系结构的知识发现系统。该结构分为两层：前端为数据挖掘工具层，提供 GUI 支持；后端为一个并行处理的 DBMS(Monet)，为数据挖掘提供并行支持。1997 年，Kargupta et al.[138]开发了一个基于 agent 的并行/分布式数据挖掘系统 PADMA。该系统主要由数据挖掘 agent、agent 协调器、GUI 三部分组成。各 agent 维护自己的数据挖掘子系统，并通过协调器并行工作。当系统从 GUI 接收到用户的标准 SQL 查询语句时，再以广播方式通知各代理。然后，各代理并行的进行查询处理，并返回它们提取到的与该查询有关的信息。最后，由协调器把这些信息汇集起来，提供给用户。McLaren et al.[139]则于 1997 年开发了 DAFS 系统，该系统的特点在于把并行处理用于整个知识发现过程，尤其是预处理阶段，从而大大地提高了效率。

1999 年，George et al.[140]在其开发的知识发现系统中加入了数据挖掘并行处理原语，以提高大规模数据集的数据挖掘效率。系统的体系结构如图 7-2 所示。

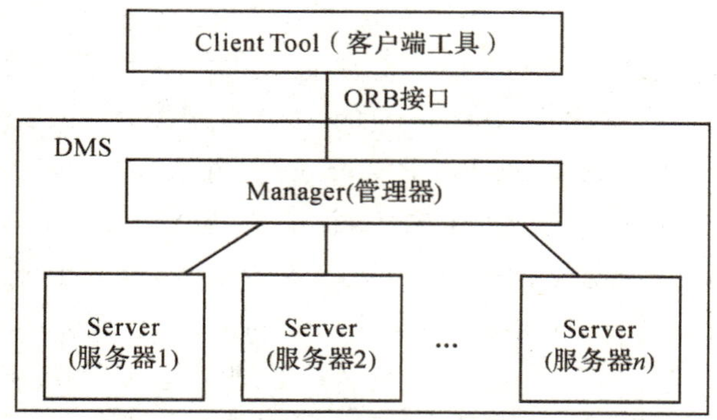

图 7-2 基于并行体系结构的知识发现系统

其中，DMS 是指 Compaq 的 Data Mining Server，由一个 Manger(管理器)和数个 Server 组成。该系统提供一组基于记录的数据挖掘并行处理原语(primitive)。客户端工具把用户的要求转化为并行处理原语，通过 ORB 接口传递给 DMS 的管理器，由其把并行任务分发给各 Server，以高效地实现相应的数据挖掘算法。

总的来说，上述的这些知识发现系统，都属于并行体系结构。其特点是系统的数据挖掘算法被分配到多台机器中并行执行。

7.1.3　基于分布式体系结构的知识发现系统

知识发现的目标通常是大规模的数据集，而在现实环境中，绝大部分的大型数据库都是以分布式的形式存在的。为有效地解决这个问题，在知识发现系统的发展过程中，有不少系统采用了分布式的体系结构。

1997 年，Stolfo et al.[141]设计了一个分布式的基于 agent 的数据挖掘系统 JAM。该系统使用了元学习(meta-learning)技术，每个数据节点都包含本地数据库、学习 agent(即用于数据挖掘的机器学习程序)、元学习 agent、配置模块和 GUI，通过与各节点的通信，共同完成分布式数据挖掘的任务。此外，前面在并行体系结构中提到的 PADMA[138]也是一个基于 agent 的并行/分布式数据挖掘系统。各 agent 维护本地的数据挖掘子系统，并通过协调器完成分布式并行工作。

Kargupta et al.[142]在 1998 年提出了汇集型数据挖掘系统(CDM)。CDM 的本质是一种在分布式垂直划分特征空间中进行归纳学习的方法，允许各数据点选择不同的学习算法。在 CDM 中，系统在本地节点建立模型，然后将模型传输给中央节点进行融合。CDM 使用正交基函数进行局部分析，解决了通常的局部数据分析方法不能正确生成构造全局数据模型所需要的局部模型的问题。

除此之外，Kensington[143]是一个基于 EJB 技术的分布式知识发现系统。Papyrus[144]则能够在数据、任务和模型三个层次进行分布式环境下的数据挖掘。PaDDMAS[145]是一个与 Kensington 类似的分布式知识发现系统，但其提供了对第三方组件的支持，并通过 XML 接口实现了组件细节的隐藏。Ashrafi et al.[146]则在 2002 年提出了一个由通信子系统、数据库子系统、数据挖掘子系统、分析子系统组成的分布式体系结构。

总的来说，上述的这些知识发现系统，都属于分布式体系结构。其特点是系统所用到的数据存在于分布式数据库中。分布式体系结构和并行体系结构基本出现于同一时期，因此，有些系统既属于分布式体系结构，又属于并行体系结构，如上面提到的 PADMA 系统。

7.1.4 基于网格体系结构的知识发现系统

进入21世纪后，信息大爆炸进一步加剧，来自政府决策、商务分析、医学研究、生物实验、科学仿真等应用所产生的数据及通过卫星、望远镜、显微镜、传感器等获得的数据，已达到了TB级甚至是PB级。然而，面对这样海量的数据，我们却很难从中充分挖掘有效的知识。产生这些数据的代价是极为昂贵的，如果没有有效的途径回收、分析和利用这些数据，为获得这些数据而付出的高昂代价将无法产生所期望的效益。值得注意的是，这些海量数据在地理上往往是分散的，而且由于动态的变化，复杂度在进一步增加，这意味着要从中挖掘出有意义的知识需要越来越多的计算资源。同时，由于这些数据往往来自不同的组织，其数据格式、存储方式和访问接口存在着较大的差异。如果要让用户充分利用这些资源，就需要有统一定义的接口供用户访问。此外，需要访问和分析这些数据的用户又通常在地理上是分散的，且数量很多。如此海量、分布式、异质异构、高动态的数据资源，加上用户和资源在地理上的分散性，使得在其上执行知识发现任务变得非常困难。仅仅依靠现有的分布式、并行化的计算和数据处理体系，已经无法达到要求。而从20世纪90年代末兴起的网格技术正好为这些复杂和迫切的需求提供了解决方案。

使用网格来进行知识发现有以下三点理由：

(1) 网格能够提供足够的计算能力。海量数据上的知识发现任务需要大量的计算资源。计算网格的存在，能够将计算任务自动分发到计算资源空闲的节点上，从而实现透明、高效、分布式的知识发现。

(2) 网格能够提供透明的数据访问接口。来自不同组织的海量数据，往往具有不同的格式和访问接口。数据网格通过对这些分布式、异质异构数据的透明集成和统一封装，使用户不需要知道数据的具体访问接口和来源。

(3) 网格能够提供对资源动态变化的支持。网格的自组织特性，保证了新的数据/计算资源的动态加入，以及已有数据/计算资源的退出。

近年来，网格技术的一个发展趋势就是与语义和知识发现技术的融合。Cannataro et al.[147]在2003年首次提出了下一代网格的概念，认为知识发现和知识管理是下一代网格的基本要求之一。2004年，他们进一步提出[148]，下一代网格必须提供三种主要服务：一是知识管理与基于本体论的服务；二是知识发现服务；三是动态的资源发现和适应服务。事实上,网格环境中的知识发现和数据挖掘技术在近几年来确实受到了前所未有的重视,并成了研究的热点。Discovery Net,Knowledge Grid 和 DataMiningGrid 等项目就是其中的代表。

7.1.4.1　Discovery Net

Discovery Net[149] 是伦敦大学帝国理工学院(Imperial College London)在 21 世纪初兴起的一个基于网格的知识发现项目。该项目是英国六大 E-Science 项目之一,英国工程与自然科学研究委员会(EPSRC)对其投资达 20 万英镑。Discovery Net 的目的旨在建立世界上第一个用于科学研究及知识发现的信息网格平台,使来自生物学、化学、能源学、地质学等各个学科的科学家们能有效地使用网上的大量科学数据来进行数据挖掘和知识发现。

Discovery Net 基于目前网格的一些公共协议和中间件工作。比如,它利用 Globus Toolkit 2.0 中的 Grid Security Infrastructure (GSI)进行客户身份的认证;Discovery Net Workflow 可处理包括 FTP,HTTP,GridFTP 在内的各种数据传输协议。此外,Discovery Net 利用了 OGSA 的体系结构,并通过 OGSI 对网格服务进行配置。网格中的用户可通过与 OGSA 兼容的网格服务借口访问 Discovery Net 提供的各种功能。此外,Curcin et al. 在文献[150]中提出了知识发现服务(Knowledge Discovery Service)的概念,并把知识发现服务分为计算服务和数据服务两类。

Discovery Net 提供了下列五个方面的开放标准[149]:知识发现适配器;知识发现服务查询和注册(科学家用此对各类知识发现服务进行获取和组合,以形成自己的知识发现过程);科学数据库集成访问;知识发现过程管理;知识发现过程部署。

Discovery Net 作为网格环境中的知识发现平台得到了较广泛的运用。2003 年,Rowe et al.[151]把 Discovery Net 用在了生物信息学的知识发现上,获得了较好的效果。同年,Heckemann et al.[152]利用 Discovery Net 进行了医学图像的信息抽取。2004 年,Ghanem et al.[153]将 Discovery Net 用于大量空气污染数据的分析。

7.1.4.2　Knowledge Grid

Knowledge Grid[154]是意大利国家研究委员会(The Italian National Research Council, CNR)下属的高性能计算和网络研究所(Institute of High Performance Computing and Networking, ICAR)的一个知识网格

项目。Knowledge Grid 建立在 Globus 提供的计算网格基础之上，使用了包括通信、身份认证、信息共享和资源管理等基本的网格服务，旨在为网格环境中的知识发现提供有效的支持。

ICAR 的 Cannataro[155]在 2000 年首先提出了并行和分布式知识发现(Parallel and Distributed Knowledge Discovery, PDKD)这一术语，用以指代在分布式、海量且异构的数据环境下的知识发现。为实现这一目标，Cannataro[155]利用了基于 Grid 环境下的集群进行分布式挖掘，并为数据挖掘任务提出了专门的知识发现网格服务。

2000 年，Cannataro et al. [156]又提出了基于网格的 PDKD 系统的参考体系结构。该结构把 Knowledge Grid 分为两部分：一部分是网格基础部分，提供身份认证、数据分配、服务协调等基本的网格服务，并为知识发现专门实现了知识网格服务(Knowledge Grid Service)；另一部分是一组知识网格节点(Knowledge grid-enabled, K-grid)，用于参与各种知识发现任务的计算，各节点间通过网格基础部分提供的高速网络进行连接。在这中间，知识网格服务又可分为两层：内核 K-grid 层(Core K-grid Layer)及内核层之上的高层 K-grid 层(High Level K-grid Layer)。

2002 年，Cannataro et al. [157]开发了一个 Knowledge Grid 的原型系统——VEGA (Visual Environment for Grid Applications)。该系统使用 Java 和 Globus Toolkit 实现，允许用户在该系统上设计和执行基于网格的数据挖掘任务。

7.1.4.3 DataMiningGrid

DataMiningGrid[158]是一个欧盟投资 183 万欧元于 2004 年 9 月启动的网格项目。该项目的主要目的是开发网格环境中的数据挖掘工具和服务，目前参与的成员主要有英国阿尔斯特大学、德国 Fraunhofer 自治智能系统研究所、戴姆勒一克莱斯勒公司、以色列理工学院、斯洛文尼亚卢布尔亚纳大学等多所大学和科研院所。

DataminingGrid 的总体目标就是在分布式的网格计算环境中开发可供数据挖掘工具运行的 Grid Interface，并与目前逐渐形成的一些技术标准保持兼容；同时，开发基于网格的文本挖掘、本体论自动学习等新算法；并在 DataminingGrid 上形成一批示范性应用。2007 年 3 月，Java 版本的 DataminingGrid 1.0 beta 版本发布。

7.1.5　知识发现系统发展小结

近 30 年来，随着数据挖掘和知识发现技术的不断进步，知识发现系统也经历了长足的发展。从过程模型来讲，知识发现系统从最初的 Fayyad 过程模型、业界的 5A 和 SEMMA 过程模型，发展到了数据挖掘过程模型标准 CRISP-DM。从数据挖掘模型丰富度来讲，知识发现系统从早期的支持单种模型向支持多种模型发展。从体系结构来讲，知识发现系统从最初的单机体系结构向并行/分布式，以及网格体系结构发展。可以看出，数据、算法、用户从集中化走向分散化，是知识发现系统的一大发展趋势。

知识发现系统的另一发展趋势是与应用领域的结合日趋紧密。正如 Piatetsky-Shapiro[159] 所提出的，知识发现系统从与应用结合的角度可以分为三代：

第一代：独立的数据挖掘工具。

独立的数据挖掘工具是早期研究人员为实现单一算法而开发的系统，可用性较差，需做大量的数据预处理工作。早期实现 C4.5 决策树算法的原型系统即是这样的例子。

第二代：数据挖掘工具集(suites)。

数据挖掘工具集在 1995 年开始出现，这些系统并不面向某个特点的应用，而是提供了各种数据挖掘的算法，以适应不同的需要。同时，这些系统对数据的预处理和可视化都提供了支持。这方面的典型是占据市场主流的 IBM Intelligent Miner、SPSS 的 Clementine、SAS 的 Enterprise Miner 等产品。

第三代：纵向数据挖掘解决方案(vertical solutions)。

到了 1999 年，人们发现，即使是最好的知识发现工具集也只能适用于一部分情况。随之出现的是针对某个领域而开发的纵向数据挖掘解决方案。这些系统在设计时考虑了该特定领域的商业应用，所以满足了市场需要。用于零售业的 KD1 Retail Discovery Suite(www.kd1.com)即是这种解决方案的例子。

实际应用对纵向数据挖掘解决平台和方案的呼唤，反映了知识发现的高度领域相关性。作为具有几千年历史、积累了海量数据、基于整体思维辨证论治的中医药领域来讲，更需要结合领域特点，结合可靠性问题，开发适用于中医药的知识发现平台。基于这一想法，经过多年的努力，我们研发了一个中医药知识发现原型系统 DartSpora,以支持更有效、更灵活、更可靠的中医药知识发现。下一节将对这一平台做具体介绍。

7.2 中医药知识发现原型系统 DartSpora

在本节中,我们介绍中医药知识发现原型系统 DartSpora。DartSpora 是浙江大学计算机学院 CCNT 实验室自主研发的 DartGrid 语义网格的一个高层扩展应用平台,主要为中医药领域用户提供灵活可靠的知识发现服务。

DartGrid[160][161][162]受国家 973 语义网格课题及 863 计划高性能计算与网格环境专项资助,浙江大学计算机学院先后实现和正式发布了 DartGrid I(2003),DartGrid II(2005),DartGrid III(2006)三个版本。DartSpora 是 DartGrid III 版本中重要的高层应用平台,在传统知识发现平台的基础上,支持从 DartGrid 平台获取异质异构的数据源,并基于操作流和 Ajax Web UI 实现灵活可靠的中医药知识发现。DartSpora 平台不仅符合知识发现系统数据/算法/用户从集中化走向分散化的发展趋势,也符合应用领域对纵向知识发现平台的需求。与此同时,DartSpora 对于知识发现可靠性问题,也给予了特殊的关注。

下面我们首先介绍 DartSpora 的系统架构,以及 DartSpora 的虚拟组织模型,然后介绍 DartSpora 的系统功能,最后用单独的一小节,介绍 DartSpora 是如何从多个角度关注知识发现可靠性的。

7.2.1 DartSpora 系统架构

DartSpora 的系统架构如图 7-3 所示。

DartSpora 系统前端为基于 Ajax 技术实现的 Web UI,采用 Google Web Toolkits 和 GWT-Ext 实现。借助于 Ajax,DartSpora 系统可以在用户单击按钮时,使用 JavaScript 和 DHTML 立即更新 UI,并向服务器发出异步请求,以执行更新或查询数据库。当请求返回时,就可以使用 JavaScript 和 CSS 来相应地更新 UI,而不是刷新整个页面。最重要的是,用户甚至不知道浏览器正在与服务器通信:Web 站点看起来是即时响应的。由于 Web UI 不需安装,Ajax 又保证了异步交互,Google Web Toolkits 和 GWT-Ext 又提供了丰富的界面元素,这样的组合为知识发

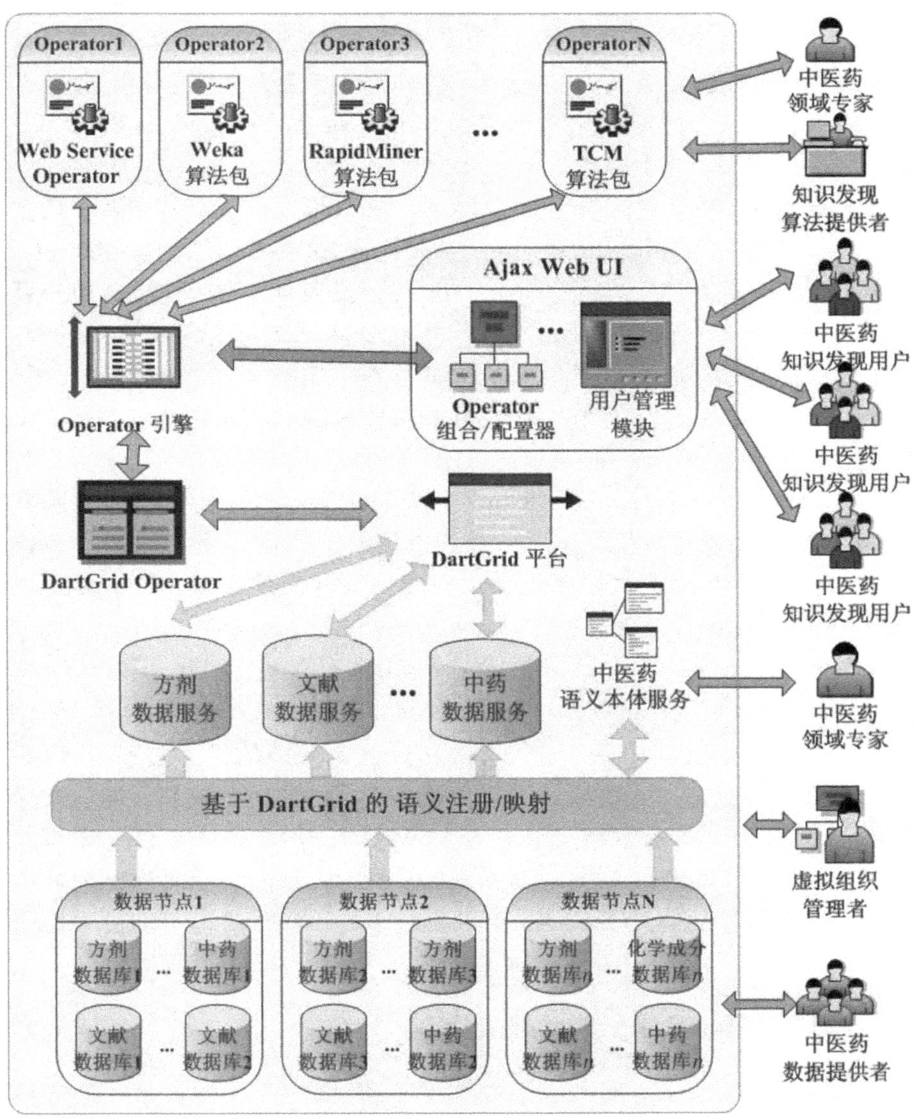

图 7-3　DartSpora 系统架构和虚拟组织模型

现用户提供了灵活、易用、友好的前端。

基于 Google Web Toolkits 和 GWT-Ext，DartSpora 系统实现了对用户管理模块、Operator 组合/配置器、结果可视化模块的 Ajax 封装。其中，用户管理模块负责实现基于 Ajax Web UI 的用户权限管理、用户文件管理、用户实验管理。Operator 组合/配置器负责实现基于 Ajax Web

UI 的 Operator 选择、组合和配置。这里的 Operator 指的是操作符，在知识发现过程中用到的各种处理，如数据源获取、数据挖掘算法、数据预处理算法等，都可以封装为 Operator，供用户进行灵活的组合和配置。此外，知识发现结果的可视化功能也通过 Google Web Toolkits 和 GWT-Ext 技术在 Web UI 上实现。

DartSpora 系统的后端主要是 Operator 引擎。该引擎基于著名的数据挖掘开源软件 RapidMiner 的内核扩展而成，主要负责从前端 Operator 组合/配置器获取用户定制的 Operator 流信息及相关配置，按照用户需求在服务器上运行知识发现实验，并向前端返回知识发现结果。目前，DartSpora 系统的 Operator 引擎支持多类 Operator，包括 RapidMiner 算法包，Weka 算法包，TCM 算法包，Web Service Operator，Database Operator，DartGrid Operator 等。

语义网格系统 DartGrid 是课题组从 2000 年开始，从中医药信息共享、智能交通系统等应用领域的一些新需求出发，对语义网格的若干关键技术进行了研发，为语义网格提供了一套独立开发的系统软件。介绍语义网格系统 DartGrid 的论文 *Towards a Semantic Web of Relational Databases: A Practical Semantic Toolkit and an In-Use Case from Traditional Chinese Medicine*[162]，在 Semantic Web 国际权威会议 ISWC 2006 上，被评为 Best Paper，是仅有的两篇获此荣誉的论文之一，相应系统的演示在大会上引起国内外学者和业界人士的广泛关注和兴趣。作为 DartGrid III 版本中重要的高层应用平台，DartSpora 系统在传统知识发现平台的基础上，通过 DartGrid Operator 支持从 DartGrid 平台获取异质异构的数据源，并通过 Operator 引擎实现了基于操作流的可靠的中医药知识发现。

7.2.2 DartSpora 虚拟组织模型

根据 Ian Foster 对网格的第二次定义，网格的一大特点是在动态变化的多个虚拟组织间共享资源和协同解决问题。作为 DartGrid 语义网格重要的高层应用平台，DartSpora 系统所实施的知识发现，也是在一个动态变化的虚拟组织内实现的。具体来说，DartSpora 中知识发现的虚拟组织模型，如图 7-3 所示，由以下五种角色构成。

(1)知识发现算法提供者。

知识发现算法提供者的作用在于设计符合领域需求的频繁模式、关联规则、分类、聚类等知识发现算法，并将算法的来源、访问方式、调用参数和访问权限等相关信息封装成 Operator，供 Operator 引擎调用。

(2)中医药数据提供者。

中医药数据提供者的作用是为虚拟组织提供知识发现所需的数据源，以及将数据通过 DartGrid 平台包装为语义化的服务。质量良好的数据是知识发现的基础，因此为保证后续知识发现的可靠性，中医药数据提供者需组织符合一定数据质量要求的数据，并通过语义描述和服务包装等途径，使得数据成为虚拟组织中可共享的资源。

(3)中医药知识发现用户。

中医药知识发现用户在此虚拟组织模型中，主要是根据自己的权限，在 Ajax Web UI 上访问相应的 Operator 目录，根据自己的需求选择合适的 Operator 进行组合和配置(包括选择数据源，对源数据进行相应的筛选、清洗和转换，建立数据挖掘模型，结果可视化和导出等方面)，将组合好的操作流作为一项知识发现实验提交 DartSpora 系统进行运行，并对实验运行结果从用户角度进行评估。同时，中医药知识发现用户可以根据需求导入导出自己的实验和结果，并维护自己的知识发现目录和文件。

(4)中医药领域专家。

由于知识发现的高度领域相关性，中医药领域专家在 DartSpora 虚拟组织模型中具有很重要的地位。虚拟组织中的领域专家应该由对于这个虚拟组织所涉及的领域拥有权威的成员担任。领域专家的职责在于确定整个虚拟组织中统一的本体论，为基于 DartGrid 的语义注册和映射提供指导，而所有的中医药数据共享都将建立在这个基础之上。除此之外，中医药领域专家可参与整个知识发现过程，包括在知识发现算法的设计上，基于自己的领域知识与知识发现算法提供者进行配合；在中医药知识发现实验的设计、配置和结果评估上，中医药领域专家为中医药知识发现用户提供参考和建议等。

(5)虚拟组织管理者。

虚拟组织管理者的作用在于维护和协调该虚拟组织内的各种资源。比如，对于不同的虚拟组织成员，提供角色权限等方面的控制；对于不同的数据资源，提供资源有效性等方面的信息。

7.2.3 DartSpora 系统功能

作为一个中医药知识发现原型系统，DartSpora 支持的主要功能如下：

(1)支持基于操作流的知识发现流程组织和管理。

DartSpora 将知识发现中的常用操作（如数据输入输出、数据预处理、数据挖掘算法、结果可视化）抽象成单个独立的操作符 Operator，每个 Operator 都有自己的参数，由 Operator 的嵌套、组合、参数配置构成一个知识发现实验。其中，多个 Operator 可以组成子操作流，一条操作流可以由若干 Operator 和子操作流嵌套组合形成。在一条操作流中，前一个 Operator 的输出自动作为下一个 Operator 的输入。目前，DartSpora 中基于 Rapid Miner 的内核已经支持上百种的 Operator，用户只要遵循定义好的接口就可以很方便地添加自己想要的操作或算法。

DartSpora 操作流的组织和管理截图如图 7-4 所示。用户可以在待选的 Operator 列表中选择需要的 Operator，鼠标移动到 Operator 上就会有该 Operator 的说明信息，选中需要的 Operator，将之拖动到实验树上恰当的位置；也可以在实验树上添加子操作流；当然用户也可以非常方便地通过右键来删除 Operator 或子操作流。通过这样的方式，DartSpora 实现了基于操作流的知识发现流程组织和管理。

(2)支持种类丰富的 Operator。

目前，DartSpora 系统的 Operator 引擎支持多类 Operator，包括 RapidMiner 算法包，Weka 算法包，TCM 算法包，Web Service Operator，Database Operator，DartGrid Operator 等，如图 7-4 所示。其中，RapidMiner 算法包集成了著名开源软件 RapidMiner 所提供的各类 IO、预处理、数据挖掘 Operator，Weka 算法包整合了来自著名开源软件 Weka 的一些数据算法，TCM 算法包为我们自主开发的适用于中医药数据的数据预处理 / 数据挖掘算法包。Web Service Operator，Database Operator，DartGrid Operator 均为数据源方面的 Operator。其中，Web Service Operator 支持通过 Google，Yahoo，Ebay 等 API 从互联网上获取数据；Database Operator 支持从 Oracle，MySQL，SQL Server 等数据库上获取数据；DartGrid Operator 则支持从语义网格平台 DartGrid 上获取异质异构的分布式数据，如图 7-5 所示。

(3)支持基于 Ajax 的异步交互 Web UI。

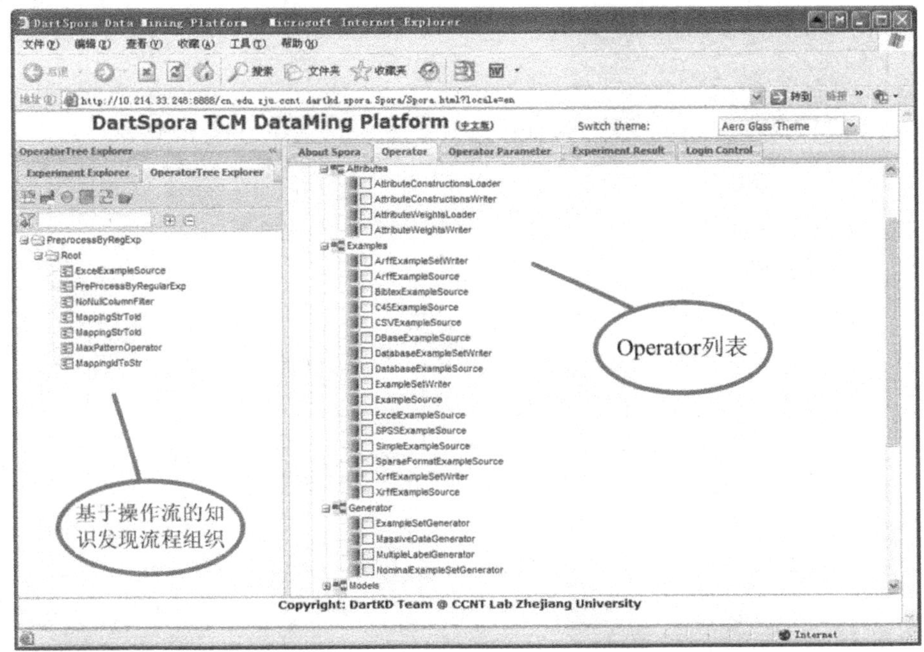

图 7-4　DartSpora 中的操作流和 Operator 列表

在 DartSpora 中，用户操作，以及客户端与服务端的通信完全通过基于 Ajax 技术的异步通信完成，这样当用户进行一个操作的时候，并不需要等待服务器返回再进行下一步操作，减少了页面跳转与刷新时间，提高了用户操作效率与速度；除此之外，构建实验树的 Operator 的参数信息也是通过异步通信从服务端获取。由于本系统有上百种 Operator，只在用到的时候才获取该 Operator 的参数信息，可以极大地提高系统响应速率和用户友好性。此外，用户运行知识发现实验之后，该实验的运行结果也通过 Ajax Web UI 展示给用户，如图 7-6 所示。

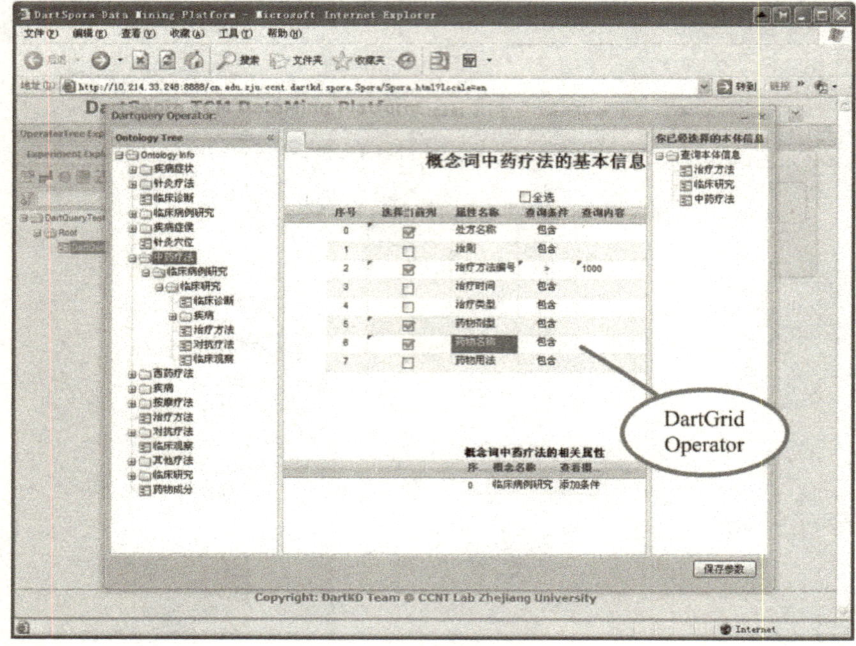

图 7-5　DartSpora 中的 DartGrid Operator

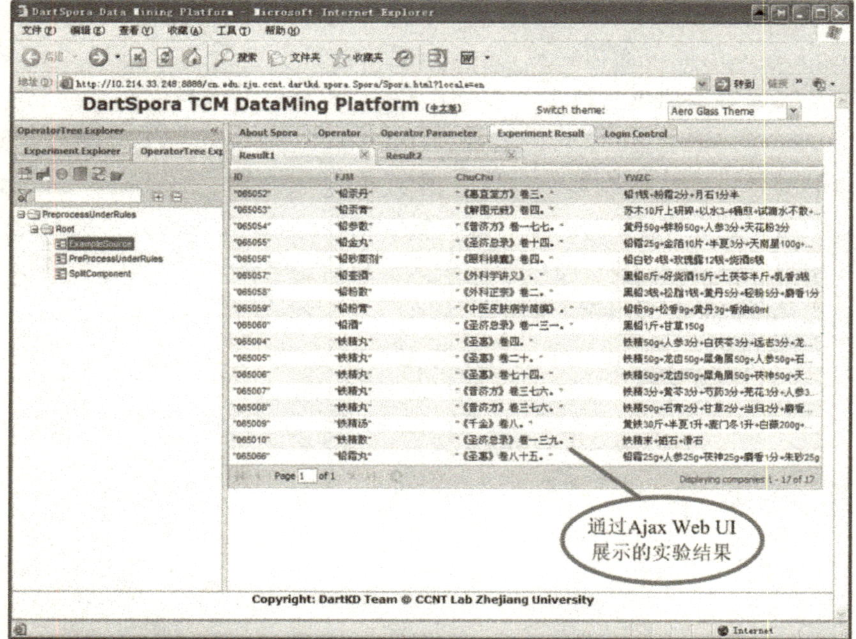

图 7-6　DartSpora 中通过 Ajax Web UI 展示的实验结果

(4)支持基于 XML 的实验配置和参数传递。

在 DartSpora 中,系统采用基于 XML 的实验配置和参数传递,如图 7-7 所示。考虑到知识发现 Operator 种类繁多,参数也各不相同,DartSpora 系统在后台采用 XML 技术对实验配置和参数进行统一描述和传递,在前台则通过 Ajax Web UI 支持多种参数配置,并为比较复杂的参数提供用户配置向导。目前,DartSpora 支持的参数类别及配置方式如下:

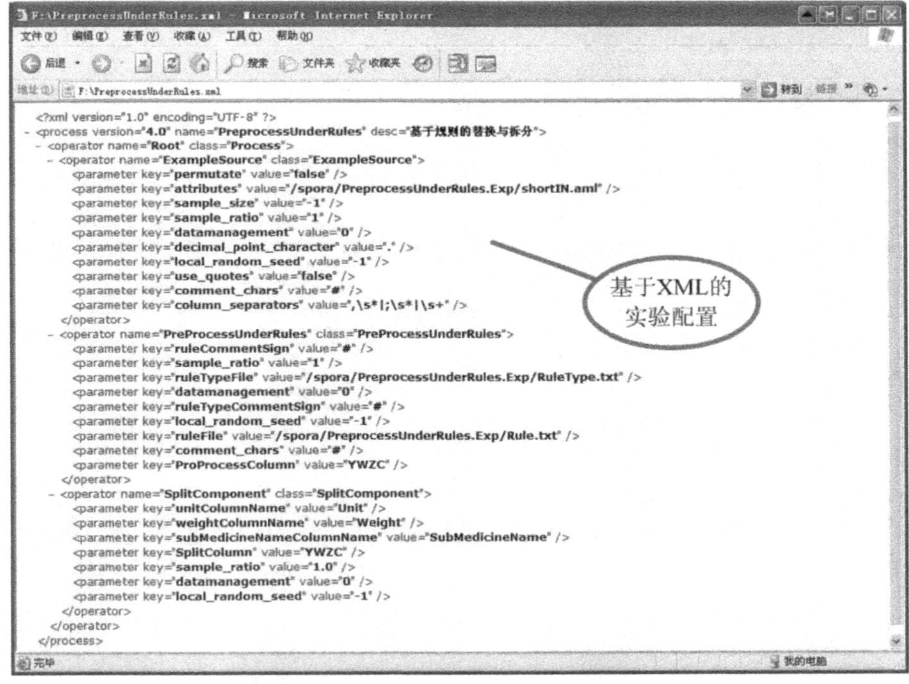

```xml
<?xml version="1.0" encoding="UTF-8" ?>
- <process version="4.0" name="PreprocessUnderRules" desc="基于规则的替换与拆分">
  - <operator name="Root" class="Process">
    - <operator name="ExampleSource" class="ExampleSource">
        <parameter key="permutate" value="false" />
        <parameter key="attributes" value="/spora/PreprocessUnderRules.Exp/shortIN.aml" />
        <parameter key="sample_size" value="-1" />
        <parameter key="sample_ratio" value="1" />
        <parameter key="datamanagement" value="0" />
        <parameter key="decimal_point_character" value="." />
        <parameter key="local_random_seed" value="-1" />
        <parameter key="use_quotes" value="false" />
        <parameter key="comment_chars" value="#" />
        <parameter key="column_separators" value=",\s*|;\s*|\s+" />
      </operator>
    - <operator name="PreProcessUnderRules" class="PreProcessUnderRules">
        <parameter key="ruleCommentSign" value="#" />
        <parameter key="sample_ratio" value="1" />
        <parameter key="ruleTypeFile" value="/spora/PreprocessUnderRules.Exp/RuleType.txt" />
        <parameter key="datamanagement" value="0" />
        <parameter key="ruleTypeCommentSign" value="#" />
        <parameter key="local_random_seed" value="-1" />
        <parameter key="ruleFile" value="/spora/PreprocessUnderRules.Exp/Rule.txt" />
        <parameter key="comment_chars" value="#" />
        <parameter key="ProProcessColumn" value="YWZC" />
      </operator>
    - <operator name="SplitComponent" class="SplitComponent">
        <parameter key="unitColumnName" value="Unit" />
        <parameter key="weightColumnName" value="Weight" />
        <parameter key="subMedicineNameColumnName" value="SubMedicineName" />
        <parameter key="SplitColumn" value="YWZC" />
        <parameter key="sample_ratio" value="1.0" />
        <parameter key="datamanagement" value="0" />
        <parameter key="local_random_seed" value="-1" />
      </operator>
    </operator>
</process>
```


图 7-7　DartSpora 中基于 XML 的实验配置

(a) 数值型,以文本框的形式用户直接输入。

(b) 布尔型,以 checkbox 的形式,用户钩选。

(c) 常量字符数组或常量数值数组,以下拉框的形式供用户选择。

(d) 文件,为知识发现的数据来源或者结果集的保存对象。该系统在服务端为每个用户建立一个用户实验目录,通过配置向导,用户可以对自己的实验目录进行远程文件操作,如上传文件、删除文件、预览文件内容。当选择好需要的文件,配置向导自动填充文件路径作为参数,提高了用户友好性。这里填充的是相对路径,保证了服务端文件系统的安全,同时支持 Windows 和 Linux 系统。

(e) 数据库，为知识发现提供数据来源或者结果集保存服务。由于数据库访问配置比较复杂，该系统提供了强大的数据库配置向导，如图 7-8 所示。当创建一个新的数据库配置时，用户可以保存该配置，这样当下次需要再用到该配置时，只要载入这个配置就可以了；这样也方便了一般用户使用系统管理员提供的数据库链接配置；当连上数据库时，配置向导列出数据库上所有的表，用户选择需要的表及其中的列，向导自动生成相应的 SQL 查询语句，同时提供当前 SQL 结果集预览，极大方便了用户从数据库中获取需要的数据。

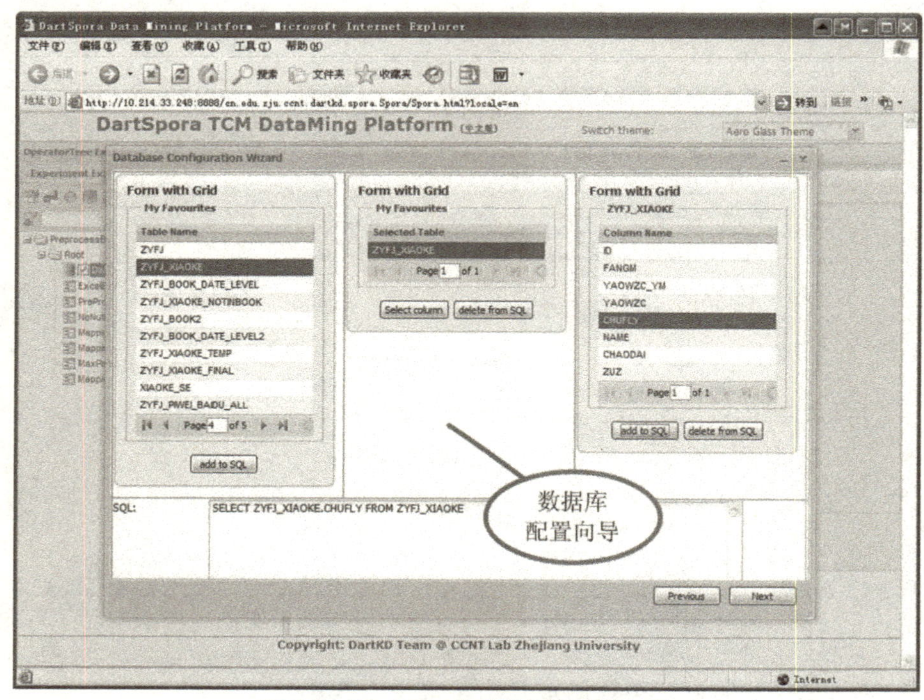

图 7-8 DartSpora 中的数据库配置向导

(5)支持操作流的暂停和断点调试。

在 DartSpora 的操作流中，系统允许设置断点，即当实验运行到该断点时就暂停，并返回当前的结果集；有了断点功能，用户很容易便可进行 Debug，找到知识发现实验中问题的根源所在，然后据此调整实验配置；也可以为每一个 Operator 设置断点，以观察实验的每一步进展。

(6)支持多层次的用户管理。

DartSpora 系统基于 Ajax Web UI 实现了多层次的用户管理，包括用户权限管理、用户实验管理、用户文件管理等子功能。其中，用户权限管理，指系统负责管理员用户/普通用户的注册、登录和访问权限控制。用户实验管理，指系统负责用户在自己实验目录所进行的知识发现实验导入、导出和管理。用户文件管理，指系统负责用户在自己实验目录所进行的文件上传、删除和预览。

7.2.4　DartSpora 对知识发现可靠性的关注

作为一个面向中医药领域的知识发现平台，DartSpora 系统在设计和实现上对于知识发现可靠性这一问题给予了不少关注，这点在前面的系统架构和功能介绍上已经有所涉及。在本小节中，我们将集中给出 DartSpora 对知识发现可靠性问题的关注和体现。

(1)通过操作流机制实现对知识发现整个生命周期的配置和管理。

DartSpora 将知识发现中的每一个处理操作抽象为 Operator，通过对 Operator 的组合和配置，形成操作流。DartSpora 所提供的 Operator，包含数据输入、数据预处理、数据挖掘算法、结果可视化和输出等各个方面，实际上已基本涵盖知识发现的生命周期。用户通过组织和配置一条完整的操作流，即可实现对知识发现整个生命周期中各个环节的配置和管理。尤其是，对于通常知识发现任务中琐碎费时、情况多变的数据输入、数据预处理等环节，DartSpora 通过操作流机制实现了集中配置和管理，从而提高了这些环节的可靠性，进而对知识发现可靠性产生积极影响。

(2)通过实验重用机制实现对领域常用知识发现任务的快速解决。

DartSpora 允许用户进行知识发现实验的导入导出，从而让实验重用机制得以实现。对于一些领域内常用的知识发现任务，通过这一机制，可在领域专家的帮助下，事先组织、配置、调试好合适的操作流及相关参数，以形成较成熟的知识发现实验，并将这些实验导出为常见实验。当中医药知识发现用户下次需要进行类似的知识发现任务时，可方便地导入这些实验，并在这些已有的实验上根据自己的需求做一些参数或 Operator 的修改，从而实现常见知识发现任务的快速解决。DartSpora 通过这一实验重用机制，最大限度地保留了领域专家和分析者对该领域内常见知识发现任务的理解和认识，这就在很大程度上减少了后人在这些常见问题上犯错误的可能，从而对知识发现可靠性产生积极影响。

(3)通过断点调试功能实现对知识发现实验和 Operator 的快速调试。

DartSpora 支持操作流的断点调试功能,允许用户在 DartSpora 的操作流上设置断点,当实验运行到该断点时就暂停,并返回当前的结果集。有了这一断点功能,用户很容易就可进行 Debug,发现知识发现实验中问题的根源所在,然后可以据此调整实验配置。由于知识发现过程往往不是一轮就完成,需要对实验方案(即操作流和参数)进行反复地尝试和调整,这一断点调试功能的引入,能为用户的这些尝试和调整提供很大的方便,从而有助于用户组合和配置出更有效的知识发现实验,进而提高了知识发现可靠性。

(4)通过 TCM 算法包实现对中医药知识发现的领域支持。

作为一个面向中医药领域的知识发现平台,DartSpora 集成了不少适用于这一领域的中医药数据预处理、数据挖掘 Operator,比如第 4 章中提到的适用于中医药领域的文本相似度 M-Similarity 的相关 Operator,第 5 章中提到的基于规则的表达粒度细分 Operator、基于本体的表达一致化 Operator,第 6 章中提到的加权频繁模式挖掘 Operator,等等。这些中医药 Operator 的提供,使得 DartSpora 有能力解决一些中医药领域特有的知识发现任务,进而实现对中医药知识发现的领域支持,从而提高了中医药知识发现的可靠性。

(5)通过 DartGrid Operator 实现对异质异构数据源的透明支持。

DartSpora 系统通过 DartGrid Operator,实现了从 DartGrid 语义网格平台获取数据的功能。中医药领域异质异构的数据源,给中医药知识发现用户利用这些数据进行相关实验带来了很大的障碍。而 DartGrid Operator 的实现,使得中医药知识发现用户能通过 DartGrid 直接获取各种异质异构的数据源,而不再需要关心数据的具体来源和接口。这使得用户能减少很多数据预处理负担,从而对知识发现可靠性产生积极影响。

7.3 本章小结

本章首先对知识发现系统的发展历史做了回顾,依次介绍了基于单机体系结构的知识发现系统、基于并行体系结构的知识发现系统、基于分布式体系结构的知识发现系统和基于网格体系结构的知识发现系统。通过对知识发现系统发展历史的回顾，指出数据、算法、用户从集中化走向分散化是知识发现系统的发展趋势。与此同时，知识发现的高度领域相关性又呼唤纵向数据挖掘解决平台和方案的产生。作为具有几千年历史、积累了海量数据的中医药领域来讲，更需要结合领域特点，结合可靠性问题，开发适用于中医药的知识发现平台。基于这一想法，经过多年的努力，我们研发了一个中医药知识发现原型系统 DartSpora，并在本章中予以介绍。

作为语义网格平台 DartGrid 重要的高层应用平台，DartSpora 支持从 DartGrid 平台等途径获取各类数据源，并基于操作流和 Ajax Web UI 提供灵活可靠的中医药知识发现服务。本章从系统架构、虚拟组织模型、系统功能等多个角度对 DartSpora 进行了说明和介绍，并总结出了 DartSpora 系统对知识发现可靠性的主要关注和体现。总的来说，DartSpora 平台不仅符合知识发现系统数据、算法、用户从集中化走向分散化的发展趋势，也符合应用领域对纵向知识发现平台的需求。与此同时，DartSpora 对于知识发现可靠性问题也给予了特殊的关注，包括通过操作流机制实现对知识发现整个生命周期的配置和管理，通过实验重用机制实现对领域常用知识发现任务的快速解决，通过断点调试功能实现对知识发现实验和 Operator 的快速调试，通过 TCM 算法包实现对中医药知识发现的领域支持，通过 DartGrid Operator 实现对异质异构数据源的透明支持等。目前，DartSpora 系统已运用于 CCNT 实验室和中国中医科学院的部分中医药知识发现实践中，并有望在中医药知识发现方面发挥更有效的作用。

第8章 总结与展望

8.1 研究总结

知识发现可靠性是知识发现领域中一个重要但容易被忽视的主题。随着知识发现和数据挖掘技术的广泛应用，有一个问题逐渐引起了人们的关注，即在什么条件下知识发现是可靠的，或者说在什么条件下所发现的知识是可靠的。毋庸置疑，这一问题对于知识发现应用成功与否影响重大。因此，为实现真正有意义、有价值的知识发现，对知识发现可靠性这一主题的研究被提上日程并吸引了国内外研究人员越来越多的关注。

近年来，在知识发现可靠性方面的研究，大多关注于某一具体数据挖掘模型下的可靠性问题。而对于不同模型间存在的可靠性共同主题，比如数据质量、评估方法等等，迄今为止仍没有一项系统性研究。针对知识发现可靠性的共同主题，进行分阶段、系统化的总结和梳理，已成为知识发现可靠性研究的一大迫切需要。

在知识发现技术所应用的各个领域，有一个领域特别需要知识发现可靠性的研究，即中医药领域。作为中华民族重要文化财富和学术成就的中医药，近年来面临着生存和发展的挑战。如何把这一挑战化为中医药发展的契机，实现中医药的跨越式发展，是中医药界需要解决的一个关键问题。在这中间，知识发现作为从海量数据中提取有效知识的技术方法，有望发挥重要的作用。近年来，随着中医药信息化工作的深入，大量数字化的中医药数据已为知识发现创造了有利条件。然而，中医药学数据自然语言性强，数据表达含义丰富，表达方式多样化、个性化，而且在数据质量上还面临着较大问题。在这样特征的数据上进行的知识发现，相比其他领域来讲，就更加需要关注和研究知识发现可靠性问题。

在这一背景下，本书围绕中医药知识发现可靠性这一主题，从知识发现整个生命周期的各个阶段对可靠性因素进行探讨，提出了知识发现可靠性框架 PBRF-KD。针对中医药知识发现中比较突出的可靠性问题，重点探讨中医药知识发现中的结构性因素、表达性因素和信任性因素三大问题。本书的研究工作具体包括如下几个方面：

(1)提出了基于过程的知识发现可靠性框架。

针对现有知识发现可靠性研究模型相关的特点，笔者提出了一个与模型/应用无关的知识发现可靠性框架 PBRF-KD。该框架采用基于过程的思路对知识发现整个流程中的各个阶段和可靠性因素进行了梳理，归纳出了 7 种可靠性相关因素。该框架为知识发现项目设立了整套与可靠性相关的蓝本。

(2)提出了结构相关的可靠性因素的优化方法。

笔者分析了中医药知识发现中与结构相关的可靠性因素，主要指数据完整性。针对文本型字段的完整性问题，本书提出了基于顺序半相关度量的中医药文本缺失字段填补方法。针对中医药文献类别标签缺失的问题，本书提出了基于 M-Similarity 的多标签文本分类方法。

(3)提出了表达相关的可靠性因素的优化方法。

笔者分析了中医药知识发现中与表达相关的可靠性因素，包括表达粒度和表达一致性。针对表达粒度，本文提出了基于规则的表达粒度细分方法。针对表达一致性，本书提出了基于本体的表达一致化方法。该套方法有助于提高中医药与表达相关的可靠性。

(4)提出了信任相关的可靠性因素的优化方法。

笔者分析了中医药知识发现中与信任相关的可靠性因素，主要指数据可信度。针对中医药特有的数据可信度问题，本书提出了基于历史文献认可度的数据可信度衡量方法和基于互联网知名度的数据可信度衡量方法。此外，基于这两种可信度衡量方法，本书提出了基于数据可信度的加权频繁模式挖掘算法，并在消渴方和脾胃方数据集上获得了有意义的结果。该套方法有助于提高中医药与信任相关的可靠性。

(5)研发了中医药知识发现系统 DartSpora。

本书介绍了我们所研发的中医药知识发现原型系统 DartSpora。该系统通过操作流机制实现了对知识发现整个生命周期的配置和管理，通过实验重用机制的实现对领域常用知识发现任务的快速解决，为关注知识发现可靠性提供了平台框架。通过基于 Ajax 和 GWT 的异步交互 Web UI，DartSpora 为用户提供了友好灵活且易用的前端。作为一个专门的中医药知识发现平台，DartSpora 的推出有望促进中医药领域的知识发现研究。

8.2 未来展望

对本书所做的研究工作，我们认为还有一些问题值得进一步探讨：

第一，对于知识发现可靠性框架 PBRF-KD，目前是基于知识发现过程标准模型 CRISP-DM 提出来的。随着知识发现过程模型的不断演化和应用（比如 CRISP-DM 2.0 版本在笔者写作期间正在酝酿中），PBRF-KD 也需要考虑过程模型的新特性，并在框架阶段和各因素的更新中予以体现，以更准确地反映现实世界中的知识发现应用特点及其可靠性问题。

第二，对于在数据完整性中提出的顺序半相关度量 M-Similarity，可结合更多的中医药案例进行应用，并在实践中确立调整 M-Similarity 的更优策略。在基于 M-Similarity 的多标签文本分类中，下一步可考虑引入一些搜索优化策略，以提高算法性能。此外，可以考虑将 M-Similarity 与 kNN 之外的其他文本分类算法进行融合，以更好地满足实际需求。

第三，对于数据可信度的衡量方法，目前考虑了历史文献认可度和互联网知名度两种因素。对于互联网知名度，当前仅仅考虑了搜索引擎对关键字的检索次数，而没有对来自不同网站的信息加以区分。虽然针对所有网站的权威性区分是一项很困难的课题，但结合具体领域（如中医药领域），在可信度衡量中考虑网站的权威性，也具有一定的可行性，可作为下一步研究的一项重要工作。

第四，对于基于数据可信度的加权频繁模式算法，目前我们仅基于经典的 Apriori 算法进行可信度加权扩展。由于 Apriori 算法在大数据集上的性能不高，因此下一步我们将在算法中引入更多提高效率的技术，例如参考 FP-growth 方法等。此外，由于目前考虑的加权是对数据集内每一条记录的加权（可称为记录级别的加权），未来我们还将研究给予记录内的不同 Item 以不同权重（可称为 Item 级别的加权），并考虑将两种级别的加权结合起来，以适用于更广泛的情况。

参考文献

[1] 周志华. 机器学习与数据挖掘. 中国计算机学会通讯，2007，3(12)：35-44.

[2] FRAWLEY W J, PIATETSKY-SHAPIRO G, MATHEUS C J. Knowledge discovery in databases: an overview[J]. AI Magazine, 1992, 13(3): 57-70.

[3] FAYYAD U M, PIATETSKY-SHAPIRO G, SMYTH P. From data mining to knowledge discovery in databases[J]. AI Magazine, 1996, 17(3): 37-54.

[4] HAN J, KAMBER M. Data mining: concepts and techniques [M]. 2nd ed. Burlington: Morgan Kaufmann Publishers, 2006.

[5] DAI H. A study on the reliability in graph discovery[C]. ICDM'06 workshop of Reliability Issues in Knowledge Discovery (RIKD 06), 2006, 775-779.

[6] SMIRNOV E N, KAPTEIN A. Theoretical and experimental study of a meta-typicalness approach for reliable classification[C]. ICDM'06 workshop of Reliability Issues in Knowledge Discovery (RIKD 06), 2006, 739-743.

[7] BERKA P. Recognizing reliability of discovered knowledge[C]. Proc. of PKDD 1997, LNAI 1263, 1997, 307-314.

[8] WANG K, LIU J, MA W M. Mining the most reliable association rules with composite items[C]. ICDM'06 workshop of Reliability Issues in Knowledge Discovery (RIKD 06), 2006, 749-754 .

[9] IDEKER T, GALITSKI T, HOOD L. A new approach to decoding

life: Systems Biology[J]. Annual Review of Genomics and Human Genetics,2001, 2:343-372.

[10] 吴家睿. 新时代 大科学[J]. 中国科学,2002(2):35-36.

[11] 吴家睿. 后基因组时代的交叉科学:从"Bio-X" 到"X biology" [J]. 中国科学,2002(1):1-2.

[12] 仇伟欣. 国际天然药物市场分析[C]. 中国中医药信息研究会第二届理事大会暨学术交流会议, 2003.

[13] 姚美村,袁月梅,艾路,等. 数据挖掘及其在中医药现代化研究中的应用[J]. 北京中医药大学学报,2002, 25(5):20-23.

[14] 乔延江,李澎涛,苏钢强,等. 中药(复方)KDD 研究开发的意义[J]. 北京中医药大学学报, 1998, 21(3):15-17.

[15] ZHOU X Z, WU Z H, LU W. TCMMDB: a distributed multidatabase query system and its key technique implemention[C]. IEEE SMC 2001, 2001,2, 1095-1100.

[16] ZHOU X Z, WU Z H, YIN A, et al. Ontology development for unified traditional Chinese medical language system[J]. Artificial Intelligence in Medicine, 2004, 32(1):15-27.

[17] LIU Y, SUN Y. China traditional Chinese medicine (TCM) patent database[J]. World Patent Information 2004, 26:91-96.

[18] http://www. tradimed. com.

[19] ZHOU J, XIE G G, YAN X, et al. Traditional Chinese medicines: molecular structures, natural sources and applications [J]. ASHGATE, Burlington, VT, 2003.

[20] http://www. cintcm. com.

[21] FAN W Y. The traditional Chinese medical literature analysis and retrieval system (TCMLARS) and its application[J]. International Journal of Special Libraries,2001, 35(3):147-156.

[22] MCCULLOCH M, BROFFMAN M, GAO J M. Chinese herbal medicine and interferon in the treatment of chronic hepatitis b: a meta-analysis of randomized, controlled trials[J]. American Journal of Public Health,2002, 92(10):1619-1627.

[23] 姚美村, 艾路, 袁月梅,等. 消渴病复方配伍规律的关联规则分析[J]. 北京中医药大学学报, 2002, 25(6):48-50.

[24] 李慧琴，蒋永光. 慢性乙型肝炎物配伍及其关联性辨析[J]. 中医药学刊 2003，21 (4)：581-582.

[25] 蒋永光，李力，李认书，等. 中医脾胃方配伍规律的数据挖掘试验[J]. 世界科学技术:中医药现代化，2003，5(3):33-37.

[26] LI C，TANG C J，PENG J，et al. NNF：an effective approach in medicine paring analysis of traditional Chinese medicine prescriptions[C]. Proceedings of DASFAA 2005，Lecture Notes in Computer Science 3453，2005,576-581.

[27] LI C，TANG C J，PENG J，et al. TCMiner：a high performance data mining system for multi-dimensional data analysis of traditional Chinese medicine prescriptions[C]. Proceedings of ER Workshops 2004，Lecture Notes in Computer Science 3289，2004，246-257.

[28] 何前峰，崔蒙，吴朝晖，等. 方剂中配伍知识的发现[J]. 中国中医药信息杂志，2004，11(7):655-658.

[29] 曾令明，唐常杰，阴小雄，等. 基于位图矩阵和双支持度的中药配伍挖掘技术[J]. 四川大学学报(自然科学版)，2005，42(1):57-62.

[30] ZHOU Z M，WU Z H，WANG C S，et al. Mining both associated and correlated patterns[C]. Proceedings of ICCS 2006，Lecture Notes in Computer Science 3994，2006：468-475

[31] ZHOU X Z，LIU B Y，WU Z H. Text mining for clinical Chinese herbal medical knowledge discovery[C]. Proceedings of DS 2005，Lecture Notes in Computer Science 3735，Edited by Hoffmann AG，Motoda H，Scheffer T. Berlin：Springer-Verlag. 2005，395-397.

[32] DENG K，LIU D L，GAO S，et al. Structural learning of graphical models and its applications to traditional Chinese medicine[C]. Proceedings of FSKD 2005，Lecture Notes in Computer Science 3614，2005:362-367

[33] WU Z H，YU T，CHEN H J，et al. Semantic web development for traditional Chinese medicine[C]. Proceedings of the Twentieth Innovative Applications of Artificial Intelligence Conference (IAAI-08)，in press.

[34] XIANG Z G. A 3-stage voting algorithm for mining optimal ingredient pattern of traditional Chinese medicine[J]. Journal of Software 2003, 14(11):1882-1890.

[35] CAO C G, WANG H T, SUI Y F. Knowledge modeling and acquisition of traditional Chinese herbal drugs and formulae from text[J]. Artificial Intelligence in Medicine 2004, 32(1):3-13.

[36] WU Z H, ZHOU X Z, LIU B Y, et al. Text mining for finding functional community of related genes using TCM knowledge[C]. Proceedings of the 8th European Conference on Principles and Practice of Knowledge Discovery in Databases, 2004:459-470.

[37] 陈晓亮,归筱铭. 中药药性多因素量化分析初探——毒性的相关因素[J]. 福建中医学院学报, 1995, 5(1):27-30.

[38] 杨国营. 对 417 种植物类药与其中 101 种降压中药药性的比率分析[J]. 河南中医学院学报, 2005, 20(3):22-23.

[39] 姚美村, 张燕玲, 袁月梅, 等. 中药药性量化方法对补虚药功效归类预测的研究[J]. 北京中医药大学学报, 2004, 27(4):7-9.

[40] 周鲁, 唐向阳, 付超, 等. 解表类中药的模糊聚类分析[J]. 华西药学杂志, 2004, 19(5):339-341.

[41] 张菊英, 查干花, 李力, 等. 脾胃方配伍规律统计方法探讨[J]. 四川中医, 2004, 22(6): 93-94.

[42] 何前锋, 周雪忠, 周忠眉, 等. 基于中药功效的聚类分析[J]. 中国中医药信息杂志, 2004, 11(6):561-562.

[43] 祁俊生, 徐辉碧, 周井炎, 等. 物类中药中微量元素的因子分析和聚类分析[J]. 分析化学, 1998, 26(11):1309-1314.

[44] 祁俊生, 徐辉碧, 周井炎, 等. 解表植物类中药中微量元素与功效关系[J]. 计算机与应用化学, 2003, 20(4):449-452.

[45] 冯雪松, 董鸿晔. 中药指纹图谱中的数据挖掘技术[J]. 药学进展, 2002, 26(4):198-201.

[46] ZHANG L X, ZHAO Y N, YANG Z H, et al. Classifier for Chinese traditional medicine with high-dimensional and small sample-size data[C]. Proceedings of WCICA 2004, IEEE Computer Society. 2004:330-334.

[47] 陆爱军, 刘冰, 刘海波, 等. 中药化学数据库关联规则的挖掘[J]. 计

算机与应用化学，2005，22(2):108-112.

[48] ZHOU X Z, LIU B Y, WU Z H, et al. Integrative Mining TCM Literature and MEDLINE for Functional Gene Networks [J]. Artificial Intelligence in Medicine, 2007, 41(2):87-104.

[49] 张连文，袁世宏. 隐结构模型与中医辨证研究(I)——隐结构法的基本思想及隐结构分析工具[J]. 北京中医药大学学报，2006，29(6):365-369.

[50] ZHANG N L, YUAN S H, CHEN T, et al. Latent tree models and diagnosis in traditional Chinese medicine [J]. Artificial Intelligence in Medicine. 2008, 42, 229-245.

[51] Cambridge Dictionary of American English, http://dictionary.cambridge.org.

[52] Wikipedia Encyclopedia, http://en.wikipedia.org.

[53] Merriam-Webster Online Dictionary, http://www.m-w.com.

[54] BERTONI A, VALENTINI G. Randomized maps for assessing the reliability of patients clusters in DNA microarray data analyses[J]. Artificial Intelligence in Medicine, 2006, 37(2):85-109.

[55] GENG L, HAMILTON H J. Interestingness measures for data mining: a survey[J]. ACM Computing Surveys, 2006, 38(3).

[56] WANG R Y, STOREY V C, FIRTH C P. A framework for analysis of data quality research[C]. IEEE Trans. Knowledge and Data Eng., 1995, 7(4):623-640.

[57] BALLOU D B, WANG R Y, PAZER H L, et al. Modeling information manufacturing systems to determine information product quality[J]. Management Science, 1998, 44(4):462-484.

[58] MARSH S, DIBBEN M R. The role of trust in information science and technology [J]. Annual Review of Information Science and Technology, 2003, 37(1):465-498.

[59] MELNYK S A. A process perspective toward system improvement, available at http://www.apics-michiana.org/public_files/pdm1099.pdf.

[60] MAIMON O, KANDEL A, LAST M. Information-Theoretic Fuzzy Approach to Data Reliability and Data Mining [J]. Fuzzy Sets and Systems, 2001, 117(2):183-194.

[61] FAYYAD U M, PIATETSKY-SHAPIRO G, SMYTH P. The KDD Process for Extracting Useful Knowledge from Volumes of Data[J]. Communications of the ACM, 1996, 39(11):27-34.

[62] CHAPMAN P, CLINTON J, KERBER R, et al. Wirth. CRISP 1.0 Process and User Guide[EB/OL]. 2000, available at http://www.crisp-dm.org/.

[63] ELDER J F. Top 10 Data Mining Mistakes[EB/OL]. http://sce.uhcl.edu/boetticher/ML_DataMining/elder.pdf.

[64] BALLOU D P, PAZER H L. Cost/quality tradeoffs for control procedures in information systems[J]. OMEGA: The International Journal of Management Science, 1987, 15(6):509-521.

[65] WANG R Y, REDDY M P, KON H B. Toward quality data: an attribute-based approach[J]. Decision Support Systems, 1995, 13(3-4):349-372.

[66] WANG R Y, STRONG D M. Beyond accuracy: what data quality means to data consumers[J]. Journal of Management Information Systems, 1996, 12(4):5-34.

[67] CHENGALUR-SMITH I N, NEELY M P, TRIBUNELLA T. The information quality of databases [J]. Encyclopedia of Database Technologies and Applications, Idea Group, 2005, 281-285.

[68] KULIKOWSKI J L. Data quality assessment, encyclopedia of database technologies and applications [J]. Idea Group, 2005, 116-120.

[69] SU K, HUANG H J, WU X. D, et al. A logical framework for identifying quality knowledge from different data sources [J]. Decision Support Systems, 2006,42(3): 1673-1683.

[70] FAYYAD U M, PIATETSKY-SHAPIRO G, UTHURUSAMY R. Summary from the KDD-03 Panel-Data Mining: The Next 10 Years[J]. SIGKDD Explorations, 2003, 5(2):191-196.

[71] PIPINO L, KOPCSO D. Data mining, dirty data, and costs[C]. Proc. of ICIQ 2004, 2004:164-169.

[72] ZHOU Z H, WEI D, LI G, et al. On the size of training set and the benefit from ensemble[C]. Proc. of PAKDD 2004, LNAI 3056,

2004, 298-307.

[73] FENG Y, WU Z H, ZHOU X Z, et al. Knowledge discovery in traditional Chinese Medicine: state of the art and perspectives[J]. Artificial Intelligence in Medicine, 2006, 38(3):219-236.

[74] FENG Y, WU Z H, ZHOU Z M. Enhancing reliability throughout knowledge discovery process[C]. ICDM'06 workshop of Reliability Issues in Knowledge Discovery (RIKD 06), 2006, 754-758.

[75] 何前锋,吴朝晖,周雪忠,等. 方剂数据挖掘[C]. 中国机器学习会议,上海,同济大学学报增刊,2004, (32):36-38

[76] 吴朝晖,封毅. 数据库中知识发现在中医药领域的若干探索(I) [J]. 中国中医药信息杂志,2005. 12(10):93-95.

[77] 吴朝晖,封毅. 数据库中知识发现在中医药领域的若干探索(II) [J]. 中国中医药信息杂志, 2005. 12(11):92-95.

[78] ZHOU Z M, WU Z H, WANG C S, et al. Efficiently mining maximal frequent mutually associated patterns[C]. Proceeding of ADMA 2006, Lecture Notes in Artificial Intelligence, Vol. 4093, 110-117.

[79] ZHOU Z, WU Z H, WANG C S, et al. Efficiently mining mutually and positively correlated patterns[J]. Advanced Data Mining and Application, 2006, 4983:18-125.

[80] ZHOU Z, WU Z H, WANG C S, et al. Efficiently mining both association and correlation rules[J]. Lecture Notes in Computer Science, 2006,4223:369-372.

[81] YU T, JIANG X H, FENG Y. Semantic graph mining for e-science [C]. AAAI 2007's workshop on Semantic e-Science (SeS2007).

[82] FENG Y, WU Z H, CHEN H J, et al. Data quality in traditional chinese medicine[C]. Proceeding of BMEI 2008, 255-259.

[83] DAI H. Field Learning[C]. Processings of the 19th Australian Computer Science Conference, 1996, 55-63.

[84] SHEN Z Y. The Continuation of kidney study[M]. Shanghai: Shanghai scientific & Technical Publishers, 1990, 3-31.

[85] GRZYMALA-BUSSE J W, GRZYMALA-BUSSE W J, GOODWIN L K. A comparison of three closest fit approaches to missing attribute

values in preterm birth data[J]. International Journal of Intelligent Systems, 2002, 17(2):125-134.

[86] LEVENSHTEIN V I. Binary codes capable of correcting deletions, insertions and reversals[J]. Doklady Akademii Nauk SSSR, 1965, 163(4).

[87] SANKOFF D, KRUSKAL J B. Time warps, string edits, and macromolecules: the theory and practice of sequence comparison [M]. New Jersey: Addison-Wesley Pub. Co., 1983.

[88] DAS G, FLEISCHER R, GASIENIEC L, et al. Episode matching [C]. Proceedings of CPM 1997 LNCS, vol. 1264, Springer-Verlag, Berlin, 1997:12-27.

[89] NEEDLEMAN S B, WUNSCH C D. A general method applicable to the search for similarities in the amino acid sequence of two proteins[J]. Journal of Molecular Biology, 1970, 48:444-453.

[90] JACCARD P. Nouvelles recherches sur la distribution florale [J]. Bulletin De La Societe Vaudoise Des Sciences Naturelles, 1908, 44 (163):223-270

[91] SINGHAL A. Modern information retrieval: a brief overview[C]. Bulletin of the IEEE Computer Society Technical Committee on Data Engineering, 2001, 24(4): 35-43.

[92] ROBERTSON S E, WALKER S, BEAULIEU M. Okapi at TREC-7: automatic adhoc, filtering, VLC and filtering tracks [J]. Inproceedings, 1999, 253-264.

[93] SINGHAL A, BUCKLEY C, MITRA M. Pivoted document length normalization[C]. Proceedings of ACM SIGIR'96, 1996, 21-29.

[94] MAO W, CHU W. Free-text medical document retrieval via phrase-based vector space model[C]. Proceedings of AMIA Annual Symp 2002, 2002.

[95] LOWRANCE R, WAGNER R. An extension of the string-to-string correction problem[J]. Journal of ACM, 1975, 22(2): 177-183.

[96] WAGNER R. On the complexity of the extended string-to-string

correction problem[C]. Proc. Seventh. Annual ACM symp. on Theory of Computing, 1975, 218-223.

[97] AMIR A, AUMANN Y, LANDAU G M, et al. Pattern Matching with Swaps[J]. Journal of Algorithms 2000, 37(2): 247-266.

[98] TICHY F. The string-to-string correction problem with block moves[J]. ACM Transactions on Computer Systems, 1984, 2(4): 309-321.

[99] LOPRESTI D, TOMKINS A. Block edit models for approximate string matching[J]. Theoretical Computer Science, 1997, 181(1): 159-179.

[100] LEWIS D D, RINGUETTE M. A comparison of two learning algorithms for text categorization[C]. Third Annual Symposium on Document Analysis and Information Retrieval, 1994, 81-93.

[101] SCHNEIDER K. Techniques for improving the performance of naive bayes for text classification [C]. CICLing 2005, 2005, 682-693.

[102] COHEN W W, SINGER Y. Context-sensitive learning methods for text categorization [C]. Proc. of SIGIR'96, 1996, 307-315.

[103] SCHAPIRE R E, SINGER Y. BoosTexter: a boosting-based system for text categorization[J]. Machine Learning, 2000, 39(2/3):135-168.

[104] LEWIS D D, SCHAPIRE R E, CALLAN J P, et al. Training algorithms for linear text classifiers [C]. Proc. of SIGIR′96, Zurich, Switzerland, 1996, 298-306.

[105] JOACHIMS T. Text categorization with support vector machines: learning with many relevant features[C]. ECML'98: Tenth European Conference on Machine Learning. 1998, 137-142.

[106] JOACHIMS T. Estimating the generalization performance of a SVM efficiently [C]. Proc. of ICML 2000, 2000, 431-438.

[107] DUMAIS S, PLATT J, HECKERMAN D, et al. Inductive learning algorithms and representations for text categorization [C]. Proc. of CIKM'98, 1998,148-155.

[108] YANG Y. An evaluation of statistical approaches to text

categorization[J]. Information Retrieval, 1999,1(1-2):69-90.

[109] GOEVERT N, LALMAS M, FUHR N. A probabilistic description-oriented approach for categorising web documents [C]. Proc. of CIKM'99, 1999:475-482.

[110] Schapire R E, SINGER Y. BoosTexter: a boosting-based system for text categorization[J]. Machine Learning, 2000, 39(2/3): 135-168.

[111] YANG Y, PEDERSEN J O. A comparative study on feature selection in text categorization[J]. Proc. of ICML97, 1997, 412-420.

[112] SHANKS V, WILLIAMS H E. Fast categorisation of large document collections[J]. SPIRE 2001, 2001, 194-204.

[113] WIENER E, PEDERSEN J O, WEIGEND A S. A neural network approach to topic spotting[C]. SDAIR' 95: Proc. of the Fourth Annual Symposium on Document Analysis and Information Retrieval, 1995.

[114] RUIZ M, SRINIVASAN P. Hierarchical text categorization using neural networks[J]. Information Retrieval, 2002, 5(1):87-118.

[115] JESCHKE G, LALMAS M. Hierarchical text categorisation based on neural network and dempster-shafer's theory of evidence [C]. EUROFUSE Workshop on Information Systems, 2002.

[116] CARDOSO-CACHOPO A, OLIVEIRA A L. An empirical comparison of text categorization methods[C]. Nascimento, M. A., de Moura, E. S., Oliveira, A. L. (Eds.) SPIRE 2003 proceedings, 2003, 183-196.

[117] LARKEY L S, CROFT W B. Combining classifiers in text categorization[C]. Proc. of SIGIR'96, 1996, 289-297.

[118] MCCALLUM A. Multi-label text classification with a mixture model trained by EM[C]. AAAI'99 Workshop on Text Learning, 1999.

[119] UEDA N, SAITO K. Parametric mixture models for multi-labeled text [C]. NIPS 2002, 2002, 721-728.

[120] KANEDA Y, UEDA N, SAITO K. Extended parametric mixture model for robust multi-labeled text categorization[C]. KES 2004:

Proc. of the 8-th International Conference on Knowledge-Based Intelligent Information & Engineering Systems, 2004, 616-623.

[121] KIM D K, LEE J S, PARK K Y, et al. Efficient algorithms for approximate string matching with swaps [J]. Journal of Complexity 1999, 15:128-147.

[122] LODHI H, SAUNDERS C, SHAWE-TAYLOR J, et al. Text classification using string kernels[J]. Journal of Machine Learning Research, 2002, 2(3):419-444.

[123] YANG Y. A study on thresholding strategies for text categorization [C]. Proc. of SIGIR'01, New Orleans, US, 2001, 137-145.

[124] YANG Y. Expert network: effective and efficient learning from human decisions in text categorization and retrieval[C]. Proc. of SIGIR'94, 1994, 13-22.

[125] HERSH W, BUCKLEY C, LEONE T, et al. OHSUMED: an interactive retrieval evaluation and new large test collection for research[C]. Proc. of SIGIR'94, 1994, 192-201.

[126] LOVINS J B. Development of a stemming algorithm[J]. Mechanical Translation and Computational Linguistics 11. 1968, 22-31.

[127] BAEZA-YATES R, RIBEIRO-NETO B. Modern information retrieval [M]. New York: ACM Press and Addison Wesley, 1999.

[128] MCCALLUM A K. Bow: a toolkit for statistical language modeling, text retrieval, classification and clustering[EB/OL]. http://www-2. cs. cmu. edu/~mccallum/bow.

[129] FENG Y, WU Z H, ZHOU Z M. Combining an order-semisensitive text similarity and closest fit approach to textual missing values in knowledge discovery[C]. Proceeding of KES 2005, Lecture Notes in Artificial Intelligence, Vol. 3682, 2005, 943-949.

[130] FENG Y, WU Z H, ZHOU Z M. Multi-label text categorization using k-nearest neighbor approach with m-similarity [C]. Proceeding of SPIRE 2005, Lecture Notes in Computer Science, Vol. 3772, 2005, 155-160.

[131] SCHMID J. The main steps to data quality[C]. Proc. of 4th

Industrial Conf. on Data Mining, 2004, 69-77.

[132] MARK S, CONWAY L. Towards the principled engineering of knowledge[J]. Al Magazine, 1982, 3(3):4-16.

[133] MATHEUS C J, CHAN P K, PIATETSKY-SHAPIRO G. Systems for knowledge discovery in databases [J]. IEEE Transactions on Knowledge and Data Engineering, 1993, 5(6): 903-913.

[134] SCHMITZ J D, ARMSTRONG G D, LITTLE J. CoverStory-automated news finding in marketing [J]. DSS Transactions, 1990, 46-54.

[135] HOSCHKA P, KLOSGEN W. A support system for interpreting statistical data[J]. Knowledge Discovery in Databases, 1991, 325-346.

[136] Piatetsky-Shapiro G, Matheus C J. Knowledge discovery workbench: an exploratory environment for discovery in business databases[C]. Workshop Notes from the Ninth National Conference on Artificial Intelligence: Knowledge Discovery in Databases, 1991, 11-24.

[137] HOLSHEIMER M, KERSTEN M L. Architectural support for data mining [J]. I Department of Computer Science, 1994: 217-228.

[138] KARGUPTA H, HAMZAOGLU I, STAFFORD B. Scalable, distributed data mining using an agent based architecture[C]. Proceedings of the 3rd International Conference on Knowledge Discovery and Data Mining (KDD 97). Newport Beach, CA: AAAI Press, 1997, 211-214.

[139] MCLAREN I, BABB E, BOCCA J. DAFS: supporting the knowledge discovery process[C]. Proc. 1st Int. Conf. Practical Applications of Knowledge Discovery and Data Mining. Practical Application Company Ltd. , 1997, 179-190.

[140] GEORGE F, KNOBBE A. A parallel data mining architecture for massive data sets[EB/OL]. http://citeseer. ist. psu. edu/article/george99parallel. html.

[141] STOLFO S J, PRODROMIDIS A L, TSELEPIS S, et al. Jam:

java agents for meta-learning over distributed databases[C]. Proceedings of KDD 97. Newport Beach, CA: AAAI Press, 1997, 74-81.

[142] KARGUPTA H, PARK B H, HERSHBERGER D, et al. Collective data mining: a new perspective toward distributed data mining[C]. Advances in distributed data mining, AAAI/MIT Press, 1999, 133-184.

[143] CHATTRATICHAT J, DARLINGTON J, GUO Y, et al. An architecture for distributed enterprise data mining [C]. Proceedings of the 7th International Conference on High-Performance Computing and Networking. Amsterdam: Spinger (LNCS 1593), 1999, 573-582.

[144] BAILEY S M, GROSSMAN R L, SIVAKUMAR H, et al. Papyrus: a system for data mining over local and wide area clusters and super-clusters[C]. Proceedings of the 1999 ACM/IEEE conference on Supercomputing. Portland, Oregon, USA: ACM Press, 1999, 63-63.

[145] RANA O, WALKER D, LI M, et al. PaDDMAS: parallel and distributed data mining application suit[C]. Proceedings of the Fourteenth International Parallel and Distributed Processing Symposium. Cancun, Mexico: IEEE Press, 2000, 387-392.

[146] ASHRAFI M Z, TANIAR D, SMITH K A. A data mining architecture for distributed environments[C]. Innovative Internet Computing Systems, Second International Workshop (IICS 2002). LNCS 2346, 2002, 27-38.

[147] CANNATARO M, TALIA D. Towards the next-generation grid: a pervasive environment for knowledge-based computing [C]. Proc. 4th IEEE Int. Conf. on Information Technology: Coding and Computing (ITCC2003). Las Vegas: IEEE Press, 2003, 437-441.

[148] CANNATARO M, TALIA D. Semantics and knowledge grids: building the next-generation grid[J]. Intelligent Systems, 2004, 19(1): 56-63.

[149] Discovery Net Project Homepage, http://www.discovery-on-the.net/.

[150] CURCIN V, GHANEM M, GUO Y, et al. Discovery net: towards a grid of knowledge discovery[C]. The Eighth ACM SIGKDD International Conference on Knowledge Discovery and Data Mining (KDD 2002), 2002, 658-663.

[151] ROWE A, GUO Y, KALAITZOPOULOS D, et al. The discovery net system for high throughput bioinformatics[J]. Bioinformatics, 2003, 19(Suppl. 1): 225-231.

[152] HECKEMANN R A, HARTKENS T, LEUNG K, et al. Information extraction from medical images (IXI): developing an e-science application based on the globus toolkit[C]. 2nd UK e-Science All-hands Conference. Nottingham, UK, 2003, 775-779.

[153] GHANEM M, GUO Y, HASSARD J, et al. Grid-based data analysis of air pollution data[C]. Fourth International Workshop on Environmental Applications of Machine Learning. 2004.

[154] Knowledge Grid Lab Homepage, http://dns2.icar.cnr.it/kgrid.

[155] CANNATARO M. Clusters and grids for distributed and parallel knowledge discovery[C]. Proc. of HPCN Europe 2000. LNCS 1823, 2000, 708-716.

[156] CANNATARO M, TALIA D, TRUNFIO P. Distributed data mining on the grid[J]. Future Generation Computer Systems, 2002, 18(8):1101-1112.

[157] CANNATARO M, CONGIUSTA A, TALIA D, et al. A data mining toolset for distributed high-performance platforms[C]. Proc. 3rd Int. Conference Data Mining 2002. Bologna, Italy: WIT Press, 2002, 41-50.

[158] DataminingGrid Homepage, http://www.datamininggrid.org.

[159] PIATETSKY-SHAPIRO G. Knowledge discovery in databases: 10 years after[J]. SIGKDD Explorations, 2000, 1(2):59-61.

[160] CHEN H J, WU Z H. Dartgrid: a semantic infrastructure for building database grid application[J]. Journal of Concurrency and Computation: Practice and Experience,2006,18(14):1811-1828.

[161] WU Z H, DENG S G, WU J, et al, DartGrid II: a semantic grid platform for ITS[J]. IEEE Intelligent Systems, 2005, 20(3): 12-15.

[162] CHEN H J, WANG Y M, WU Z H, et al. Towards a semantic web of relational databases: a practical semantic toolkit and an in-use case from traditional Chinese medicine[C]. Proc. of ISWC, 2006:750-763.